孕前健康准备与优生

主　编

周　南　邓慧玲

编著者

高敬文　刘英茹　孙欣荣

张红爱　刘　峥　王　妍

金盾出版社

内容提要

本书以问答形式详细介绍了孕前健康准备的重要性,孕前优生优育咨询内容,孕前要补充哪些营养素,如何做好孕前心理准备和心理调适,孕前健康检查,健康精子和卵子的培养,最佳生育年龄和受孕时间选择,家庭理财计划等。其内容全面,科学实用,是准备孕育健康宝宝的夫妇必读书。

图书在版编目(CIP)数据

孕前健康准备与优生/周南,邓慧玲主编. -- 北京 : 金盾出版社,2012. 9
ISBN 978-7-5082-7554-3

Ⅰ. ①孕… Ⅱ. ①周…②邓… Ⅲ. ①优生优育—问题解答 Ⅳ. ①R169. 1-44

中国版本图书馆 CIP 数据核字(2012)第 083536 号

金盾出版社出版、总发行

北京太平路 5 号(地铁万寿路站往南)
邮政编码:100036 电话:68214039 83219215
传真:68276683 网址:www. jdcbs. cn
封面印刷:北京蓝迪彩色印务有限公司
正文印刷:北京画中画印刷有限公司
装订:北京画中画印刷有限公司
各地新华书店经销

开本:705×1000 1/16 印张:12 字数:120 千字
2012 年 9 月第 1 版第 1 次印刷
印数:1~8 000 册 定价:31.00 元

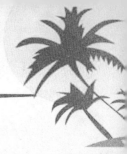

前　言

　　如何孕育一个聪明健康的宝宝并使他健康成长，是一门博大精深的学问，而孕前健康准备则是这门学问中的重要部分。

　　在医学如此发达的今天，有计划地生育已成为现代人的一种生育智慧。作为夫妇俩的爱情结晶，宝宝应该是您精心准备、计划生育的产物。那么，怀孕前究竟要做好哪些准备呢？本书从优生优育与遗传咨询、孕前心理和生理准备、孕前健康保健和孕前营养准备等四个方面作了较为详尽的介绍，旨在帮助孕育的小生命获得一个较高的起点，为未来生活和公平参与社会竞争打好基础。

　　本书以通俗易懂的语言，深入浅出地对孕前的准备工作进行了科学的论述。包括优生优育基本知识，孕前心理和生理准备，孕前健康准备，孕前营养准备。希望您阅读本书，能够充分了解孕前准备与优生优育的重要性，为您将来能生下一个健康、聪明的宝宝打好基础。

作　者

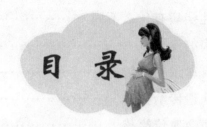

目 录

一、优生优育基本知识

二、孕前心理和生理准备

三、孕前健康准备

四、孕前营养准备

附　　录

一、优生优育基本知识

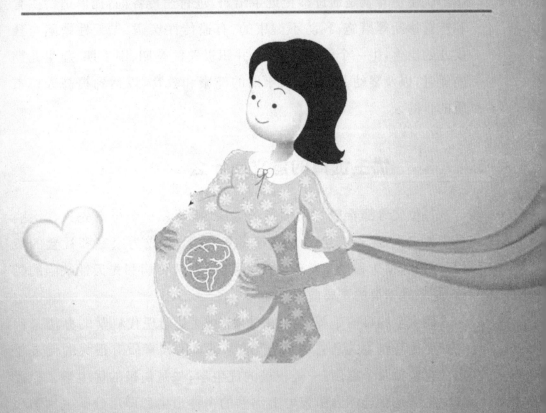

1. 什么叫优生优育

优生优育简单地说就是让每个家庭生育出健康的孩子,并让每个出生的孩子能健康成长。

生是指怀孕到分娩的整个过程。育呢?是指宝宝出生后逐渐生长发育成一个能在社会上生存的健康成人。所以,生育就是指从怀孕、分娩到宝宝长大成人的一系列过程。

优生优育就是通过禁止近亲结婚,进行遗传咨询,提倡适龄生育和产前诊断等措施,预防不健康的、有遗传性疾病、先天性缺陷与残疾儿的出生,生一个健康的宝宝,并积极关注孕期、围生期、新生儿期的保健,以及婴幼儿期、青少年期的健康和教育,以达到提高人口素质的目的。

2. 优生优育的意义是什么

每位父母都希望自己的孩子健康、聪明。一个患有先天性疾病孩子的出生,无疑将会造成双亲的极大痛苦,成为家庭和社会的负担。因此,预防和尽早发现胎儿异常,阻断遗传病和先天性缺陷的延续,是家庭幸福的重要前提。

优生学的目的是提高人口质量,也就是用现代科学的办法来研究如何提高新生儿质量的问题,这对提高民族素质有很大的促进作用。它包括两个方面:一是积极的优生学;二是消极的优生学。积极的优生学是促进体力和智力上优秀的个体出生。即用分子生物学和细胞分子学的研究,修饰、改造遗传物质,控制个体发育,使后代更加完善,真正做到调控和变革人类自身的目的。消极优生学是防止或减少有严重遗传性和先天性疾病的个体出生,就是说减少不良个体的出生。后者是人类最基本的,有现实价值的预防性优生学。我国计划生育强调的优生工作,就是尽量降低甚至消除严重出生缺陷儿的出生。因此,优生优育对个人、家庭、民族乃至整个人类都有着现实的和深远的影响。

因遗传性疾病、先天性疾病所造成的生理缺陷和浪费是相当惊人的。常见的遗传病有 3 000 余种,它不仅威胁着千万人的健康,也将有害于子孙后代。据调查,先天异常是造成新生儿死亡的首要因素。在新生儿中,先天性畸形可达 2%,全世界仅先天愚型患儿的数量就达数百万,而且遗传性疾病和生理缺陷在人体的各种器官、组织、系统几乎都可以发生。不减少白痴、畸形儿的出生,就谈不上人口质量的提高。所以,优生就是生优,即采取一系列措施保证诞生的下一代素质是优秀的。

健康的孩子,既给美满幸福的家庭带来欢乐,又有利于国家民族的兴旺繁荣。优生优育的最终目的就是要提高国民健康水平、生活水平、人口素质。

3. 怎样才能做到优生优育

优生是指人类运用自己的智慧和才能,有效地改造人类本身的遗传素质,以生育身心健康的婴儿,促进人类在体力和智力上优秀个体的繁衍;优育就是把出生的婴儿养育得更加茁壮。要想优生优育应做到以下几点:

(1)禁止患有某些严重遗传性疾病的患者结婚,如精神分裂症、白痴患者等。

(2)避免近亲结婚,以防止后代出现隐性遗传病患者。禁止近亲结婚是预防遗传病发生的有效措施。

（3）坚持婚前检查。即在胎儿期做出是否有遗传病和先天性疾病的诊断，从而决定胎儿的取舍，避免遗传性疾病患儿的出生。

（4）保证孕妇营养充足和膳食的均衡。

（5）注意防病，孕期谨慎用药。不要乱用抗生素、镇静药和激素类药物，这是避免胎儿器官畸形的重要因素。

（6）孕期保持情绪稳定、豁达开朗、家庭气氛和谐，减轻工作压力，以避免肾上腺皮质激素增高，造成胎儿畸形以及出生后智力发育迟缓和行为异常。

（7）孕妇应定期进行产前检查。在妊娠早期能将有严重遗传病或严重畸形的胎儿及时检查出来。通过产前检查还可对胎位不正及早矫治，从而避免难产。

（8）适龄生育。女性最佳的生育年龄为 23～29 岁，男性为 25～35 岁。

年轻的爸爸妈妈们，现在知道了怎样才能做到优生优育了吧。一些客观的环境我们不能避免，但是对于自身存在的因素我们是可以有效避免的。所以，准备当爸爸妈妈的朋友们一定要养成一个良好的生活习惯，这样才能够做到优生优育。

4. 预防性优生学的主要内容是什么

预防性优生学也叫负优生学，主要是研究如何降低人群中不利表现型的基因频率，减少以至消除有严重遗传病和先天性遗传病的个体出生。预防性优生学的具体内容包括遗传咨询、产前诊断、宫内治疗等。预防性优生学的主要内容包括：

（1）婚前检查：这是优生的第一步，做好这一步，事半功倍。通过健康检查及家庭和家族病史的咨询,我们可了解这一对年轻人的生理条件或时机是否适合结婚。

①如果发现属血亲的一对,无论是直系血亲或三代内旁系血亲,都可明显增加遗传病、先天畸形、智力发育缺陷以及流产的发生率。所以,还是坚决地忍痛割爱吧,法律上是禁止结婚的。没有必要去冒那样的风险。

②患有某些疾病的人,是不适合结婚的。虽然患者自己的生活可以自理,但下一代可能会有严重缺陷,如果选择了这样的伴侣,应该婚后绝育。最好不要给自己、家庭和社会带来不必要的问题。

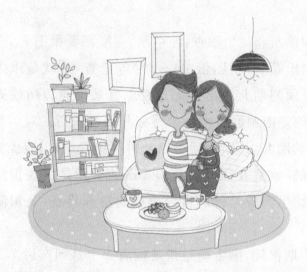

③如果男方或女方生殖器官发育异常,则需婚前治疗。

(2)孕前遗传和健康咨询

①年轻的夫妇通过遗传咨询,在专业人员的指导下,安排理想的受孕时刻,最大限度地保障母、儿的健康。

②如女方患有某些慢性病,应积极治疗,要等到疾病被控制、身体能够胜任妊娠负担或疾病不具有传染性时再受孕。

③尽量避免有害环境、药物、不良嗜好等影响精子和卵子发育的情况发生。

④孕前服用叶酸的指导。

(3)孕期检查和健康指导:这应从怀孕2个月开始,以后每1个月检查1次;孕7个月后每2周检查1次;孕37周后每周检查1次。通过正规的、定期的孕期检查可以系统地了解孕妇身体健康状况和胎儿发育情况。孕妇通过医生的健康指导,来改善自己的营养,掌握孕期保健运动方法,增加如何合理用药等各方面知识,可以预防妊娠并发症,避免胎儿受不利因素影响而造成发育缺陷甚至流产,有利于母婴健康。

(4)产前诊断和优生筛查:在孕期,一般都要做B超,采静脉血查病毒系列,唐氏筛查,甲胎蛋白(AFP)等检查,这就是出生前诊断或宫内诊断,是预测胎儿在出生前是否患有某些遗传病或先天畸形的方法。其目的是限制群体中所带有害基因的繁衍。对一些患有严重遗传性疾病的胎儿,诊断出后可以及时终止妊娠,以减少先天性缺陷儿的出生,减轻家庭及社会的负担。产前诊断是实现预防性优生的重要途径。优生筛查是针对宫内感染的特殊检查,是预防先天性疾病的方法。

(5)围生期保健:围生期是指妊娠满7个月到产后7天这一围绕分娩前后、关系到母子生命和健康、后代的身体、智力发育的重要时期。围生期保健是在孕、产妇系统保健的基础上,增加对胎儿健康进行的预测和监护,以减少围生儿死亡率,病残儿发生率和孕、产妇并发症,是实现优生的重要保证。

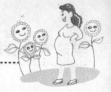

5. 什么是优生咨询,优生咨询有哪些内容

优生咨询是为想生育健康、聪明孩子的青年夫妇提供优生知识的一项服务工作,也是计划生育的重要组成部分。医务工作者或计划生育工作者根据医学知识对询问者提出的问题进行科学的解释,并给予相关的处理建议和指导。询问者按所得到的知识,帮助自己对婚姻、生育等问题做出决断以及充分认识在孕期中应注意的问题。优生咨询一般包括遗传咨询与产前诊断。建议每个准备怀孕的女性尤其曾经有过不良分娩史者,怀孕之前一定要进行一次详细的体格检查和咨询,以防下次怀孕再有类似情况的发生。另外,有遗传病家族史者,为了防止患有遗传性疾病儿的问世,孕期一定要做产前诊断。优生咨询的内容有:

(1)咨询对象:一般具有下列情况之一者应进行咨询。

①近亲恋爱的情侣或已婚者。

②原发不孕患者的夫妇。

③原因不明的有习惯性流产、早产、死产史的夫妇。

④有遗传病家族史的夫妇及孕妇。

⑤遗传病患者及致病基因携带者。

⑥两性畸形患者及其血缘亲属。

⑦早孕期间有致畸因素接触史者。

⑧高龄孕妇(35岁以上)和曾生育过畸形儿的孕妇。

⑨怀孕后患羊水过多症者。

(2)咨询内容:在优生咨询中,询问者所提出的问题可能是多种多样的。根据不同情况列举如下。

①哪些疾病不宜结婚和生育。

②近亲恋爱或婚配者,应询问:可否结婚,结婚对子女的影响,如要生育应注意哪些问题和做哪些检查。

③孕期应注意哪些问题才能保证胎儿正常发育。

④什么原因易形成习惯性流产、早产和死产。

⑤小孩有先天性异常时,应询问此异常产生的原因,能否治疗,预后怎样,有无遗传性,下一个孩子发生同样异常的复发风险率怎样,如何预防等。

⑥遗传病患者及家属应询问:此遗传病发生的原因,能否治疗,预后怎样,如何选择配偶,与正常人结婚,孩子患此病的风险率有多大等。

⑦家系中有某种遗传病时,应询问对子代的复发风险率。

⑧正常夫妇应询问生育的年龄,孕期保健及胎教等。

6. 为何说孕前先了解优生优育知识十分重要

一对夫妇从决定结婚起,便开始为自己的家庭生活设计出一个美好的规划。生育一个健康、聪明的孩子,则是规划中最重要、最令人激动的一项。但健康完美、资质聪明的孩子,并不都是靠自然的本能就可以轻而易举得到的。准备做父母的年轻夫妇,应当认真学习优生方面的知识,以便实现自己的美好愿望。每个家庭、每对夫妻,都希望下一代健康、聪明、美丽。那么,就要了解一些优生方面的知识。它大致包括:

(1)优生宣传教育。使未婚青年树立正确的恋爱婚姻观,禁止近亲结婚,选择配偶时除以是否有爱情为基础外,还应注意到对方的家庭、家族有无遗传性疾病等问题。确定恋爱关系的年轻人,一定要做婚前检查,发现不适合结婚的绝不能结婚。这是优生的第一关。

（2）进行婚前检查。把好生育优秀后代的第二关,防止遗传病延续。

（3）选择最佳生育时机,确定最佳生育年龄。

（4）孕期优境育胎。防止一切有可能危害胎儿和母体的不利因素的侵害,熟悉并掌握孕期保健知识,及早定期进行孕期检查,必要时做"产前诊断"以阻断严重缺陷儿（如畸形儿）的诞生,做好预产期保健工作。

（5）重视母子感情的沟通,对胎儿进行优教,培养健康聪明的下一代。

7. 什么是出生缺陷

出生缺陷是孩子在妈妈肚子里还没有出来之前就得的各种疾病的一个总称。得了出生缺陷的孩子,身体的某些部分,如胳膊、腿,或某些器官,如心、肺、肝、眼睛、耳朵等长得和正常孩子不一样;也可以是某些器官的功能和正常的孩子不一样,如眼睛看不见东西,耳朵听不见声音。

患有严重出生缺陷的孩子,可能在还没生下来就死在妈妈肚子里,或生出来以后很快死亡。即使活下来,孩子身体的外表或器官的功能也会留下严重缺陷,造成终生残疾。这些留有缺陷的孩子,最轻的经过手术或其他治疗后可得到部分矫治,但是仍会留下一些残疾。同时,给家庭造成巨大的经济负担和精神痛苦。这些孩子,不仅日常生活受到很大影响,精神上受到的打击也是很难估计的。他们经常会因残疾而在社会上受到不应有的歧视,或者自己存在严重的自卑感,从而影响就业和与社会的交流。这些都会影响孩子的一生。

8. 引起出生缺陷的原因有哪些

可以引起出生缺陷的常见原因有两类。

一类是遗传因素，主要发生在近亲结婚的人和家族中有患遗传病的人中。约10%的出生缺陷可以归为纯粹由遗传因素引起。

另一类是环境因素引起。父母有不好的生活习惯，如父母吸烟、酗酒可使胎儿受到伤害；怀孕期间孕妇得了一些病也会对胎儿不利；怀孕期间孕妇接触了农药等一些有害物质可影响胎儿；母亲在怀孕前和怀孕期间某些营养素不足，如叶酸（维生素）、碘（微量元素）缺乏等；服用过能引起出生缺陷的药物等。约25%的出生缺陷单纯由环境因素引起，与遗传关系不大。

还有一些出生缺陷是由这两种因素共同引起的。

9. 为什么从想怀孕时就应先咨询

近年来，我国出生缺陷率逐年上升，比例最高的是先天性心脏病，约占30%。其次是多指和唇腭裂。主要与高龄妊娠、孕期营养缺乏、孕妇病毒感染、孕期疾患（如孕期糖尿病）、孕期用药、孕期不良嗜好和接触有毒有害物质等有关。预防出生缺陷需要准妈妈们具备相应的知识并采取保健措施。

年轻的夫妻一旦准备要孩子，最好去医院挂个孕前保健门诊号进行咨询，这对生育健康宝宝十分必要。准备怀孕或孕前3个月的妇女建议进行出生缺陷一级预防，即进行弓形虫、风疹病毒、巨细胞病毒、单纯疱疹病毒等筛查。同时，孕前3个月开始，妇女就要补充叶酸和接种风疹疫苗，食盐要加碘，还要进行孕前遗传咨询和遗传学检查。怀孕后则要进行血生化、唐氏筛查、B超等各项产前筛查。产后还要对出生缺陷儿及早发现和治疗，尽量改善其预后。新生儿出现听力、髋关节脱臼、马蹄内翻足、先心病、唇腭裂等缺陷，早发现并适时进行手术治疗，是能减轻残疾程度，甚至完全治愈的。

现阶段我国预防出生缺陷的措施主要有三道防线，分别为孕前、孕期和产后。把这"三防"做好了，可以预防65％以上的出生缺陷发生。

10. 什么是出生缺陷三级预防措施

出生缺陷和残疾所造成的后果相当严重且是不可逆的，因此出生缺陷干预的关键是预防。我国目前采用世界卫生组织（WHO）推荐的"三级预防"策略。这三级措施就像抵挡洪水的3层堤坝，洪水冲过了第一层堤坝，还有第二层；冲过了第二层，还有第三层。这样层层设防，就会有效地阻挡洪水。

一级预防：是指孕前的保健和遗传风险评估，这些措施具体内容包括做好婚前保健（婚前检查和婚前咨询）、孕前保健（孕前检查和孕前咨询）、孕早期保健，向医生咨询和医院进行检查，并按照医生的指导做好保健。如果没能采取这些措施，或采取这些措施也没能有效地阻止出生缺陷的发生，就要靠二级预防措施了。

二级预防：是指在怀孕期间依靠临床检测诊断技术，做孕早、中期孕妇血生化指标、染色体异常和超声筛查，以减少缺陷儿的出生。

三级预防：是指对已出生新生儿早期诊断、治疗，避免或减轻致残。

简单地说，一级预防，预防发生；二级预防，预防出生；三级预防，预防致残。其中一级预防是最重要的，最积极有效的，二级预防也是重要的环节，应该引起我们的高度重视。

11. 为什么说优生优育不只是母亲的事

胎儿是精子与卵子结合的产物,因此精、卵质量被认为是优生的根本。卵子来自妈妈,精子来自爸爸,那么优生优育当然不只是妈妈的事。一切对精子有损害的事情爸爸当然需要避免。要想优生优育的爸爸也需要养成良好的生活习惯。

(1)避免烟酒。

(2)保持良好的精神状态。情绪、精神不良的情况下生育的孩子,其性情容易发生异常,很容易出现孤僻、变态的性格。

(3)治疗已有的重要疾病。

(4)远离有害的工作环境。接触不良的环境,常会影响敏感的睾丸功能,致使精子受到伤害。对精子的呵护应该从头开始,以保证最后完成受孕的精子健康完美,为孩子的健康打下良好的基础。研究证实,对精子有害的物质有铅、汞、镉、锡、砷、镍、钴、苯等,这些元素对男性生育都会产生恶劣影响。农田喷洒的农药如苯菌灵、二溴氯丙烷、甲基汞、环氧七氯等,也可使精子异常,进而会导致流产、死胎、新生儿缺陷。

(5)避免服用会对精子产生损害的药物。

12. 发生在身边的优生误区有哪些

误区一:我们身体健康,没有必要婚检。

超过半数的青年认为自己身体健康,没必要进行婚前检查。但事实上,一些看起来身体非常健康的男女青年,父母看起来也很健康,实际上可能是致病基因的携带者。假如男女双方恰巧都是某种致病基因的携带者,那么,后代发病的几率就很大。因为隔代遗传或散发的遗传病,往往男女双方仅为致病基因的携带者。这种情况只有依靠专业医生,通过家族病史调查及系谱分析来断定。因此,建议所有谈婚论嫁的年轻人,为保障后代的身体健康应尽好自己的一份责任,主动进行婚前检查。

误区二:怀孕无须择时。

据调查,半数以上的青年夫妇结婚以后不采取避孕措施,往往在不知不觉中怀孕。由于事先毫无计划和准备,结果有的发生了自然流产,有的感染了流感、风疹等病毒性疾病,有的使用了孕期应当禁用的药物等。可见,婚后注意避孕、实行有计划的自主怀孕很有必要。当夫妻双方确定要孩子后,应先共同进行一次优生咨询和健康检查。另外,很多年轻夫妇婚后房事频繁。而房事过频,可以导致老化精子与卵细胞结合。研究证实,在妇女排卵期怀孕的妇女自然流产率最低;女性卵子排出后 6 小时内、男性精子排出进入女性体内 48 小时内,其活性最高。所以,当夫妻双方决定要孩子时,应取得医生的帮助,通过综合检测手段来确定最佳受孕时机并同房受孕,使新鲜的、活性最高的卵子和精子相结合。还有的青年男女喜欢选择在春节结婚。这对于婚后不实行有计划、自主怀孕的夫妇来说,危害性尤其大。首先,冬春季节是各种病毒性疾病流行的季节。其次,由于天气寒冷,如果居室用煤取暖又不注意通风换气,会造成室内空气污浊。还有不少人在节日期间频繁地熬夜、把杯问盏,这些都不利于优生。因此,凡是准备在春节结婚的人,应注意采取有效措施避孕和预防各种病毒性传染病,包括提前接种疫苗、戒烟忌酒、注意睡眠、锻炼身体和孕早期尽量少去公共场所等。

误区三:生个大胖娃娃多好。

出生时体重超过 4 000 克的大胖娃娃,在医学上称之为巨大儿。

近年来,经常可以见到一些通过剖宫产出生的大胖娃娃。现在生活水平高了,孕妇拼命进补,结果自己和胎儿都体重超标。

虽然胖乎乎的宝宝看着让人比较喜欢,但是宝宝的健康不能与体重画等号,胎儿过大会给孕产妇生理、心理上都造成很大负担,不利于孕产妇的健康和新生儿的成长。同时,巨大儿容易发生子宫破裂、胎儿宫内缺氧、手术损伤甚至产妇死亡。所以,孕妇应在整个孕期按规定认真进行产前检查,主动接受医生的饮食指导。

13. 什么是 TORCH 感染,如何预防

弓形虫(T)、风疹病毒(R)、巨细胞病毒(C)、单纯疱疹病毒(H)Ⅰ型和Ⅱ型俗称五大病毒(TORCH)。TORCH 中 O 指其他病毒(主要指妊娠合并梅毒等)。孕妇在感染 TORCH 后,自身症状多很轻微,甚至无明显症状和体征,但这几种病原体都可通过胎盘垂直传播,导致胚胎停止发育、流产、死胎、早产、先天畸形等,甚至影响到宝宝出生后的智力发育,造成终身后遗症。侥幸存活的新生儿常可发生生长发育迟缓、白内障、神经性耳聋、先天性心脏病、脑膜脑炎、巨细胞肝炎、溶血性贫血、视力和听力障碍等。有的先天性感染的新生儿出生时无症状,在出生后呈进行性的智力和听力功能的损害,从而影响人口素质。因此,TORCH 感染与优生优育有极其密切的关系。如何预防 TORCH 感染呢?

为了预防 TORCH 感染引起的出生缺陷,应该在结婚以后或准备怀孕前进行 TORCH 检测,避免受孕后 TORCH 检测阳性,带来治疗方面的困难。如果没有感染应做预防接种,如果感染了则应在医生的指导下,进行治疗或终止妊娠。

弓形虫传播方式主要为:猫、狗粪便中的弓形虫卵污染了水或食

物；接触或进食含有弓形虫包囊的生肉、不熟肉蛋食品等。所以，准备怀孕的妇女应避免与猫、狗接触，不吃不熟的肉蛋食品。孕前积极接受 TORCH 检测，已经感染者应及早进行治疗。

风疹病毒会通过空气中的飞沫传播，育龄妇女孕前、孕期要少去公共场所，避免感染。TORCH 检测抗体为阴性者（未感染过风疹病毒的妇女），可接种风疹减毒活疫苗预防感染，但在接种疫苗后 3 个月内应避免怀孕，已怀孕的妇女不能接种风疹疫苗。

巨细胞病毒、单纯疱疹病毒等这些病毒主要通过输血、性接触、胎盘、产道等途径传播，育龄妇女孕前、孕期应避免通过上述传播途径感染。

"TORCH"检测正常，可以在一定程度上减少出生缺陷的发生，但绝不会完全避免出生缺陷的发生。因为当今科学研究表明，导致出生缺陷的原因有 2 000～3 000 种，"TORCH"感染仅仅是出生缺陷原因之一。要想得到一个健康的孩子，做好出生缺陷一级预防是关键。首先要做好婚前检查、遗传咨询、选择最佳生育年龄、孕期均衡合理营养，适当增补叶酸；其次，要进行孕前 TORCH 筛检，对高危妇女进行染色体检测。另外，怀孕以后还要继续预防感染、谨慎用药、戒烟戒酒、避免接触放射线、有毒有害物质和高温环境等。

14. 遗传与优生有什么关系

遗传是非常奇妙的事情，常常是在无声无息中发生。俗话说"种瓜得瓜，种豆得豆"，什么样的父母就会生出什么样的孩子。要想生育优良的后代必须有优良的双亲。同样，如果一些父母有一些遗传性疾病的话，遗传病也会通过染色体传给胎儿，让遗传病和宝宝与生俱来。遗传是优生的基础，患有遗传病就无法说是优生，要想做好优生当然就要积极地预防遗传病,想办法尽量别让一些疾病传给自己的宝宝。要避免遗传病的发生,首先应禁止近亲结婚。因为同一家族携带相同致病基因的几率相当高,后代患病的几率也比非近亲结婚产生的后代高数倍,禁止近亲结婚可以大幅度降低后代患病的可能。提倡远血亲婚配,不仅可以减少遗传病的发生,同时能将双亲更多优良的基因传递给自己的宝宝,提高宝宝的质量。

15. 什么是遗传病

各种生物都能通过生殖产生子代,子代与亲代之间,不论在形态结构和生理功能的特点上都很相像,这种现象称为遗传。我们知道,小宝宝的生命是从准爸爸的精子同准妈妈的卵子相遇的一刻开始。一个胚胎,从受孕的那一刻起,到最终长成什么样子,在某种程度上,都是基因在起作用,所谓种豆得豆,种瓜得瓜。人类所生的疾病,倘若是由于父母的双方或一方遗传给后代所引起的,就称遗传性疾病,简称遗传病。遗传病是生殖细胞或受精卵的遗传物质(基因或染色体)发生突变(或畸变)所引起的疾病,通常具有垂直传递的特征。已知的遗传病有许多种,但是父母存在的疾病也并不说明其所生的孩子一定会引起遗传病。遗传病有一定的几率,因此一母所生的子女,有的会得遗传病,有的不得遗传病,但在不得病的孩子身上可能带有遗传病的基因,等带有此基因的孩子长大成人,婚配以后生育后代,又可能使其后代患遗传病。遗传病中也有根据性别遗传的,有的病只传给男孩,不传给女孩,而有的则多传给女孩。有些遗传病需要遗传因素与环境因素共同作用才能发病。遗传病的发病有一定的规律,只要孕妇与医生密切配合,一般可以被预测识别,从而得到妥善的处理。

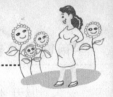

16. 遗传病有哪些特点

遗传病是因遗传基因或遗传物质的改变导致的疾病。因此,遗传病通常有以下几个特点:

(1)遗传性:患者将其携带的致病基因通过染色体而传递给下一代,使其后代携带相同的致病基因,如此反复传递下去。可见,遗传病具有很强的遗传性。

(2)家族性:由于家族成员携带相同致病基因的几率较大,因此在后代中患有此类疾病的几率较正常人群高,因而具有家族聚集现象。例如,19世纪英国维多利亚女王家庭就是一个著名的血友病家庭。在女王的后裔中,血友病患者屡见不鲜,并通过携带致病基因的女儿与其他皇族的联姻,将血友病传给了欧洲的一些皇族,由此出现了一系列的血友病患者和血友病基因携带者。这是这一家族的灾难性悲剧。

(3)先天性:父母不良的遗传基因,通过染色体传递给胎儿,因此从受精卵开始就已决定该胎儿患有某种疾病。少数遗传病的孩子出生时是正常的,但到一定的年龄时便会出现临床症状,如遗传性舞蹈症则要到30～40岁时才开出现临床症状。尽管是出生后多年才发病,但祸根却是在精卵结合的瞬间就已种下。所以,遗传病都具有先天性。

(4)终生性:遗传病是由遗传基因造成的疾病,由于现有医学技术尚无法使异常的染色体或基因恢复正常,所以有害基因将在患者体内终身存在。因此,遗传病具有终生性的特点。目前虽然可以采用一些措施,改善某些遗传病患者的临床症状或防止发病,如蚕豆病患者不接触蚕豆花粉,不吃蚕豆,也不服用有关药物,就可避免发病。

但并未彻底根治致病基因,仍可通过生殖将有害基因传给下一代。随着医学的发展,由环境因素引起的传染病、感染性疾病和流行病在人群中的发病率逐渐降低,相比之下,遗传病的发病率则在逐渐升高。人群中大约 1/3 的人受遗传病所累,且有逐年增加的趋势。因此,遗传不再是罕见之症,而且是威胁人类健康的一类重要疾病,要引起足够重视。

17. 遗传病有哪几类

遗传病的种类大致可分为 3 类。

(1)单基因病:单基因常常表现出功能性的改变,不能造出某种蛋白质,代谢功能紊乱,形成代谢性遗传病。单基因病又分为 3 种。

①显性遗传。父母一方有显性基因,一经传给下代就能发病,而且世代相传,如多指、并指、原发性青光眼等。

②隐性遗传。如先天性聋哑,高度近视,白化病等。之所以称隐性遗传病,是因为患儿的双亲外表往往正常,但都是致病基因的携带者。

③性锁链遗传。又称伴性遗传发病,与性别有关。如血友病,其母亲是致病基因携带者。又如,红、绿色盲是一种交叉遗传,儿子发病是来自母亲,是致病基因携带者;而女儿发病是由父亲而来,但男性的发病率要比女性高得多。

(2)多基因遗传:是由多种基因变化影响引起,是基因与性状的关系,人的性状如身长、体型、智力、肤色和血压等均为多基因遗传,还有唇裂、腭裂也是多基因遗传。此外,多基因遗传受环境因素的影响较大,如哮喘病、精神分裂症等。

(3)染色体异常:由于染色体数目异常或排列位置异常等产生,

最常见的如先天愚型,这种孩子面部愚钝,智力低下,两眼距离宽、斜视、伸舌样痴呆、通贯手,并常合并先天性心脏病。

18. 最常见的遗传病有哪些

人体细胞有46条染色体,每条都有特定的结构,而且携带着不同的基因。如果染色体形态或数目发生改变,或单个基因缺陷,都能使机体的许多部分发生病变,如因智能障碍所产生的各种综合征等。在每条染色体上负载着2 000多个遗传基因,染色体多1条或少1条都会造成许多基因间的不平衡,其影响极大,遗传性疾病即由此形成。影响下一代的遗传性疾病包括:

(1)常染色体显性遗传:这类遗传病男女机会近似均等,每代都受影响。女性的可传给子女,男性的也可传给子女。常见的疾病有慢性进行性舞蹈病、成年人的多囊肾和家族性高胆固醇血症等。

(2)常染色体隐性遗传:父母双方均为基因携带者时,平均1/4的后代正常,1/2属隐性携带者(不发病),1/4发病。常见的疾病有白化病、先天性聋哑、地中海贫血和纤维囊肿等。

(3)X伴性隐性遗传:典型特征是明显的性比例差异,只有男性发病。女性携带者传给第二代。若女性携带者与正常男性婚配,1/2的女儿将成为携带者,1/2的儿子发病,其他儿女正常。常见的疾病有血友病、假性肥大性肌营养不良。

(4)染色体片断异位:基因物质总量不变称"平衡",平时很少发病。但此类型人考虑生育时,应进行遗传病学咨询,因为其后代"不平衡"的机会增加,其中多数与严重的躯体残疾或精神异常有关。

(5)染色体畸变:染色体畸变大约影响7.5%的受孕过程,占自然流产率的60%。除了单体和三体以外,自然流产中最常见的是三倍体和四倍体（额外多 1 套或 2 套完整的染色体）。6％～7％的死产或新生儿死亡与染色体异常有关。1％以上是性染色体异常；3％是常染色体三体性（如 21-三体综合征）。因此，染色体异常的胎儿只有少数能活到出生。

随着科学的发展，遗传性疾病日益引起人们的重视，而且遗传病也是可以预防的，如婚前检查及产前诊断，都是预防遗传病的有效措施。

19. 遗传病和先天性疾病有什么不同

先天性疾病是在胎儿期得的，也就是胎儿在子宫内的生长发育过程中，受到外界或内在不良因素作用，致使胎儿发育不正常，出生时已经有表现或有迹象的疾病。这可以由遗传因素所致，在这种情况下就是遗传病。但有些疾病虽然是先天的，可是并非遗传的。如母亲在妊娠 3 个月内感染风疹病毒，引起胎儿先天性心脏病或先天性白内障，这就是先天性疾病而非遗传病。另一方面，遗传病也不一定是在出生时就有表现的，也就是说，一些后天出现的疾病也可能是遗传病。有些遗传病，要在个体发育到一定年龄时才表现出来。例如，进行性肌营养不良，一般 4～6 岁才发病。许多遗传性智力低下患者，在婴幼儿期亦不易发现。可以看出先天性疾病中有一部分是遗传病，而又有一部分是由母亲怀孕期间受到不良因素影响胎儿发育而导致的疾病。而遗传病都是先天性疾病。

显然，先天性疾病和遗传病是不同的。先天性疾病包括遗传性疾病，但并不都与遗传有关，且多半可以通过做好孕期保健来避免。而遗传性疾病多半不易治愈，常是终身存在的，只能通过产前检查，及时终止妊娠来避免。由于这两者容易混淆，所以医学上一般统称

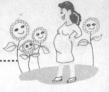

为先天性遗传性疾病。

20. 如何预防遗传病的发生

由于遗传性疾病的以上特点，因此我们需要及早预防遗传病的发生。由于遗传病在受精卵期已发生，因此在择偶或生育的时候，就要想到如何预防遗传病，这也是实现优生的一项重要内容。

（1）择偶：避免近亲结婚。近亲结婚所生育子女的智力比非近亲子女差得很多，而且近亲结婚的子代隐性遗传病的发病率也会显著高于一般人群。因此，首先要避免近亲结婚。其次避免同病相恋，即避免与患同种遗传性疾病的人恋爱，防止同种遗传病者相互婚配。因这类病人之间婚配，其子代患与其父母同种遗传病的机会将显著增加。如两个原发性高血压病患者婚配，其后代患原发性高血压病的几率将高达 47％以上。

（2）生育：要选好受孕时机。夫妻双方的年龄要适当。女方超过 35 岁，子代患先天性愚型的机会可增加 10 倍左右；男方的年龄最好不要超过 50 岁。注意受孕时男女双方身体所处的"外环境"，如当时正与有毒有害物质密切接触（如正接受放射线治疗或正喷洒农药等），或正在应用某种对胚胎可造成损害的药物，都不能马上受孕。避开有害的外环境一段时间后方可怀孕。

（3）进行生育咨询：曾经生育过智能低下或残疾儿，或患儿因病早亡，再生育是否会出现同样的情况；女方是习惯性流产者，是否可以再生育，如何防止；妇女在孕期患过病、服过某些药物，是否会影响胎儿等。通过咨询，医生对夫妇双方进行必要的检查，会给出处理的方法和准确的建议。连续发生两次以上的自然流产，应进行染色体检查，确定是否与遗传因素有关，由医生决定是否再次受孕。上一胎是畸胎的妇女,再次生育之前必须经过医生全面检查,弄清畸胎的原因,再决定是否妊娠。如果已经怀孕,经过检查发现有严重疾病时,由医生决定是否应尽快中止妊娠。

总之,要有效预防遗传病的发生,应该做到:婚前健康检查;禁止近亲结婚;孕前健康准备(遗传咨询);孕期健康保健(孕期检查、产前诊断、优生筛查)。以上 4 点可以有效地预防先天性遗传性疾病的发生。

21. 哪些疾病是来自母亲的遗传

我们知道,在众多的遗传病中,其中有一些病是伴性遗传病,其遗传规律是:带有致病基因但自己不发病的母亲,只把疾病传给男孩,而女孩是健康的(但可以像母亲一样带有致病基因)。这样的妇女,在其家庭中往往有男性(如兄弟、舅父)病人,而女性(如姐妹、姨母)都健康。

早在 1 800 多年前,犹太人的教规中规定:如果一个女人有两个男孩在行"割礼"(包皮环切术)时因出血不止而死亡,那么她及她的姐妹以后所生的男孩即免除这种仪式,但同父异母的弟弟仍然要行"割礼"。这说明当时犹太人已知道这种病是由母亲遗传的,而且与母亲的姐妹有关,但与父亲无关。随着科学的进步,特别是分子遗传学的迅速发展,人们已发现 3 000 多种遗传病,其中大约有 250 种只在男性发病,女性没有或很少患病。这是为什么呢?

我们已经知道,人体细胞中有 23 对染色体,其中 1 对(2 条)是决定性别的性染色体,女性为 XX,男性为 XY。染色体上携带决定人体各种性状的基因 5 万多个。如果基因发生变异,便可发生疾病,并能遗传给后代。如果致病基因在性染色体上,则会出现伴性遗传。致病基因在 X 染色体,即叫 X-连锁或 X-性连遗传病。只要 1 条 X 染色体携有致病基因就可发病的称为 X-连锁显性遗传病。这种病很少,男女均可发病。只有两条 X 染色体上的同一位置都是致病基因才发病的称为 X-连锁隐性遗传病。这种病比较常见。由于女性很难碰到两条染色体同一位置都有致病的情况,一条 X 染色体致病基因往往可被另一条 X 染色体上的正常基因所掩盖,故表现不出症状,但却是致病基因的携带者与传递者。男性则不同,只有一条 X 染色体,若其上有致病基因,就没有相应的正常基因可掩盖,因而发病。通常若母亲是致病基因的携带者,父亲正常,则儿子中有 1/2 可能是患者,女儿中有 1/2 可能是致病基因携带者。这就是有些病只遗传给男性的原因。像这种只遗传给男性的疾病很多,血友病就是只传给男孩的一种疾病。得了这种病,由于缺乏一种凝血物质,使血液不易凝固,轻微损伤就出血不止,甚至无伤也有皮下及关节内出血,如发生脑出血,就有致命危险。色盲也是母亲只传给男孩的遗传病。其他还有假性肥大性肌营养不良症,肾性糖尿病等,也只有男孩得。

总之,目前尚缺乏对这类疾病的特效治疗方法。因此,只能立足于预防,坚决杜绝近亲结婚。凡有这类遗传病家族史或生育过患病子女的妇女,再次怀孕一定要做产前诊断,以防患儿出生给家庭和社会带来负担。

22. 哪些父母会把病遗传给孩子

据遗传学家统计,下列父母有生出严重遗传病后代的风险:

(1)35 岁以上的高龄孕妇:有关资料证明,染色体偶然错误的几率越到生殖年龄后期越明显增高。因为女性一出生,卵巢里就储存了她这一生全部的卵细胞,当她年龄较大时,卵子就相对地老化了,生染色体异常患儿的可能性也会相应增加。统计资料显示,此种可能性约为4.5%。

(2)父母之一为平衡易位染色体的携带者:他们的子女中有1/4将流产,1/4可能是易位型先天愚型,1/4可能是平衡位染色体的携带者,只有1/4可能出生正常的孩子。如果通过染色体检查,发现夫妻中有一方是平衡易位染色体的携带者,则应该考虑不再生育或者在怀孕后进行产前诊断,以防止患儿的出生。

(3)有习惯性流产史的夫妻:统计资料告诉我们,习惯性流产妇女的染色体异常的几率比常人高12倍。而凡是胎儿有染色体异常的均易流产,因此有习惯性流产史的夫妇要有所警惕,在下次怀孕前男女双方一定要做详细的体检及遗传咨询。

(4)已经出生一个"先天愚型"患儿的母亲:其第二个孩子为"先天愚型"患儿的几率为3%。已生过一个常染色体隐性代谢病患儿(如白化病、先天性聋哑、侏儒、苯丙酮尿症等)的母亲,再次生育时孩子的发病率为25%。

(5)孕妇为严重的性连锁疾病(如血友病)患者时:男性胎儿全部是患儿,女性胎儿为本病基因的携带者;如果孕妇为性连锁疾病基因的携带者,则男性胎儿患病的风险为50%。

(6)其他:经常接触放射线或化学药剂的工作人员。

对有以上出生遗传病和先天畸形胎儿风险的父母,一定要做好遗传咨询和产前诊断,从根本上阻断遗传性疾病的传递。

23. 父母的哪些疾病会遗传给孩子

人类的遗传总是那么的神奇,有些父母长得很漂亮,生出的孩子也非常漂亮,但是有些疾病也会通过遗传基因遗传给孩子,主要有下

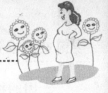

面几种疾病。

（1）癌症：与遗传有密切关系的肿瘤可以分为两类，一类是完全由遗传基因决定的遗传性肿瘤，另一类是没有发现遗传的物质基础，但是有明显遗传倾向，即有所谓"癌症素质"遗传的癌症。

（2）肥胖：如果夫妻双方的体重均超标，那么他们的孩子将有53%的可能发生肥胖；如果夫妻双方只有一方肥胖，其孩子肥胖的几率可下降至40%左右。

（3）高血脂和高血压：如果父母双方中的一个患有高血脂或高血压，孩子的患病几率大约是50%；如果父母双方都患有高血脂或高血压，那么孩子患病的几率将会达到75%。这足以看出这种心血管疾病的遗传性有多高。除此以外，如果爷爷奶奶中有人患心脏病，孩子得病的几率也会非常高。

（4）遗传性肿瘤：常见于某些儿童肿瘤，如视网膜母细胞癌等。它们均属于遗传性疾病，带有异常基因的人，80%～90%将患该类癌症。另一类具有遗传倾向的肿瘤，虽然没有发现确切的致癌基因和染色体等遗传证据，但其发病有时表现出明显的家族聚集性，即某一家族中的多名成员具有"癌症素质"，家族中多代或一代中多人患同样的癌症，如胃癌、肠癌、乳腺癌等。胃癌患者的一级亲属（即父母子女和兄弟姐妹）患胃癌的危险性比一般人平均高3倍，乳腺癌、子宫癌、肝癌和食管癌也具有较强的遗传性。

（5）糖尿病：糖尿病具有家族遗传的易感性。调查表明，糖尿病患者亲属的发病率比非糖尿病患者亲属高出17倍，而且2型糖尿病患者的遗传倾向，要比1型糖尿病更为显著。

（6）近视：一般人群中，约有1/5的人是近视眼基因携带者，近视越严重的人受父母遗传的可能性越高。如果父母都是高度近视，后代近视的几率很高；如果父母中有一个是高度近视，而另一个是该基因的携带者,孩子遗传的几率也很高;如果父母两人均是致病基因携带者,虽然他们本人不显示近视,但他俩的致病基因会遗传给孩子,使孩子具备两个近视基因,成为近视眼的几率也会很高。特别是那些在儿童期视力就有问题的父母,儿女出现近视的几率和正常人相比要高出6倍多。另外,后天的环境也可能会加重近视的程度。

24. 为什么预防遗传病应从择偶和了解病史做起

遗传病是可以预防的,避免近亲结婚就是很有效的措施之一。还可以通过产前检查,筛查出一些遗传病或先天性疾病,在必要的情况下可以终止妊娠。还有一些情况必须引起重视,它们也可能造成下一代遗传性疾病或先天性疾病。

(1)高龄,当女方年龄在35岁以上,生育唐氏综合征孩子的机会明显增加。

(2)以前生育过先天性疾病的孩子。

(3)以前生育过染色体异常的孩子。

(4)一方患有染色体异常。

(5)有连续3次自然流产。

(6)双亲中有神经管缺陷或生过神经管畸形的孩子。

(7)双方近亲中有唐氏综合征或染色体异常者。

当存在以上这些情况准备生育时,应向医生充分咨询,做好孕前孕后筛查;此外,遗传病也可以通过饮食控制疗法,药物疗法与手术治疗。总之,对于遗传病我们要提高警惕,防治工作一定要做好。温馨提醒:多数遗传病缺乏有效的治疗方法,虽然能通过治疗来控制病情,但患者体内携带的致病基因依然存在,继而遗传给后代,继续危害后代的健康。因此,最有效的方法是从择偶做起,从婚姻着手。

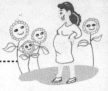

25. 哪些遗传性疾病禁忌生育

(1)严重的显性遗传性疾病:常见的有视网膜母细胞瘤,强直性肌营养不良,遗传性痉挛性共济失调,软骨发育不全等。

这些疾病的共同特点是都会造成严重的功能障碍和明显畸形,不能正常地工作、学习和生活,并且会直接遗传,父母之一有病,子女约有半数会发病,所以这些病患者都不宜生育。

(2)严重的隐性遗传性疾病:如肝豆状核变性、苯丙酮尿症、糖原积累症、先天性全色盲、小头畸形等。

男女双方如果有一方是隐性遗传性疾病患者,所生子女可以不发病,而只是成为携带者。但是,如果双方都患有同样隐性遗传病,子女就会和父母一样患上同样的疾病。

(3)严重的多基因遗传性疾病:多见的有精神分裂症、狂躁抑郁性精神病、原发性癫痫病、青少年型糖尿病等。

这类疾病种类很多,它的发生与遗传和环境都有一家的关系。如果患者的父母或兄弟姐妹中还有人患病,那么其子女的发病机会也较高。所以,最好不要生育。

26. 哪些情况属于近亲范畴

血亲又分为直系血亲和旁系血亲两种。直系血亲是指有直系关系的亲属,从自身往上数的亲生父母、祖父母(外祖父母)等均为长辈直系血亲。从自身往下数的亲生子女、孙子女、外孙子女均为晚辈直系血亲,是与自己同一血缘的亲属。

三代以内的旁系血亲是指除直系血亲以外,在三代以内有共同祖先的亲属,如兄弟姐妹、表兄弟姐妹、堂兄弟姐妹及叔伯、姑姨、舅父、侄子、外甥等。同父异母,异父同母的兄弟姐妹间具有全血缘或半血缘关系的,他们均不允许结婚;而异父异母的兄弟姐妹间没有血缘关系的,他们可以结婚。

27. 为什么要禁止近亲结婚

近亲结婚是指直系血亲和三代以内旁系血亲者互相婚配。

我们知道,每个人身上都带有几个隐性的致病的基因,近亲婚配使隐性病基因成为显性的机会明显增加,隐性遗传病的发病率也随之增加。因为近亲之间,许多基因来自共同的祖先,因此携带相同致病基因的可能性比较大,如父母与子女间有一半的遗传基因相同,二代亲属之间(祖孙之间,叔侄、舅甥之间)基因有 1/4 相同;三代亲之间(表兄妹、堂兄妹之间)基因有 1/8 相同。血缘近的男女结婚,由于带有的相同基因多,很容易使对后代生存不利的"致病基因"相对集中,从而加重了"致病基因"对子代的危害程度,所以容易生出素质低劣的孩子。

近亲婚配时,由于夫妇带有相同致病基因的可能性很大,纯合机会多,很容易危及子女,发生遗传性疾病。所以,后代遗传病发病率明显升高。下面列举几种隐性遗传病,看看当表兄妹结婚时,后代发病率是非近亲结婚后代的多少倍:①先天聋哑为 7.8 倍;②着色性干皮病为 10.5 倍;③全色盲为 17.9 倍;④先天性鱼鳞病为 63.5 倍。

在非近亲婚配的健康夫妇中,由于两个人没有血缘关系,相同的基因很少,他们携带相同隐性致病基因的几率也很小,因而他们的子女不易形成由两个相同的隐性致病基因组成的等位基因,所以有血缘越远,后代越聪明的说法。因此,要坚决避免近亲结婚。

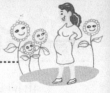

28. 为什么远血缘婚配对子代有利

在正常人群中,每个人都携带 5～6 种隐性致病基因。随机婚配时,两个隐性致病基因相遇的机会很少,即使一方携有致病基因并传给了后代,往往被另一方正常基因所掩盖而不发病。如果通婚圈不超出 25 千米者,由于源于同一祖先的基因较多,极易将双方体内存在的致病基因遗传给下一代,导致后代痴、呆、聋、哑。年长日久,血缘越来越近。而远血缘的父母携带相同致病基因的几率小,因此可以避免遗传病的发生。

人们都知道,世界上有许多移民国家。这些国家的科学技术都比较发达,除了有许多其他原因之外,还由于他们扩大通婚圈,远嫁远娶。他们的婚配范围广,多为不同民族、不同国度、不同种族人之间婚配生子。其子女多数是混血儿,有些虽然不属于混血儿,但他们的父辈也多数是来自不同地域,其优秀基因的遗传使子女"青出于蓝而胜于蓝"。在现实生活中,混血儿比较聪明这种现象人们已经见到许多了。同样,在许多大城市中,夫妻来自不同的省份,他们的子女也多数表现出远血缘的优势来。当然不能否认,两位不同省份和地域的男女结婚后,他们无形中都发扬了各自地区生活和意识方面那些先进的东西,从而后天因素也影响着他们子女的成长,给人增加了远血缘婚配有利于子女的启示。

29. "同病相恋"与下一代有什么关系

"同病相恋"是指由患有某些相同疾病的男女发展成的恋爱关系。患有同类或同种疾病的人,相互同情或怜悯是人之常情。但是,由同病相怜发展到同病相恋乃至结婚生子,从遗传学的角度来看,若夫妻双方患有同样的疾病,特别是遗传性疾病,其后代患同样疾病的机会就会大大增加。这样,就不利于下一代的健康,同时还影响家庭的幸福。

患有同样疾病的夫妻,其后代患同样疾病的机会大增,道理同近亲婚配的夫妻易生下患有遗传性疾病的后代机制完全一样,甚至比近亲结婚的夫妻所生患病子女的机会还要多。从理论上说,隐性遗传病患者与正常人结婚,后代都不发病;与某种病基因携带者结婚,有 50% 的后代发病;而同种遗传病患者通婚,则 100% 都会发病。据调查,两个高血压患者婚配,其子女将有 3/4 可能发生高血压;若夫妻都是先天性聋哑患者,其子女得先天性聋哑的几率就会大大增加。此外,如唇裂、先天性愚智、糖尿病、精神分裂症等,如果只是一方有上述疾病,子女患病的几率并不会太高;若夫妻双方都患这些疾病,后代也往往是很容易发病的。

因此,男女青年在选择伴侣时,应了解对方的健康状况,最好还要了解双方父母的病史,以避免"同病相恋"而发生悲剧。患有较严重的遗传性疾病的恋爱双方,要么理智地斩断情丝,要么听从医师的忠告,婚后不生育。

30. 近亲结婚可生哪些出生缺陷儿

近亲结婚夫妻的孩子容易发生的常见出生缺陷有:先天智力低下;先天性心脏病;先天愚型;地中海贫血;苯丙酮尿症等。如苯丙酮尿症的孩子在出生时与普通的孩子没有什么区别,一般在出生 6 个月以后才逐渐出现症状。主要症状是孩子皮肤、毛发颜色变浅,喂食后容易呕吐等。未经治疗的患儿发病 3~4 个月后逐渐出现智力、运动发育迟缓,头发由黑变黄,皮肤白,全身和尿液有特殊的鼠臭味等症状。如果不治疗的话,孩子的智力就会受到严重损伤,出现智力低下、表情痴呆等。

31. 哪些不良因素会导致新生儿出生缺陷

出生缺陷的发生是多种因素共同作用的结果。导致出生缺陷的直接原因是遗传因素、环境因素或两种因素的直接作用。环境污染、诱变因素增多是导致基因突变频率增高、遗传病增多的一个重要原因。而另一个导致遗传缺陷发生的原因则是产妇年龄过大,特别是35岁以上的产妇容易发生染色体不分离。要注意以下五大致畸因素。

(1)射线和辐射:结婚后就应注意避免 X 射线照射。X 射线对人体的伤害是公认的,不用说胎儿,就是成人也会被杀伤细胞。X 射线不但可造成胎儿畸形、流产、死胎等,还可增加小儿10年后血癌的发生率。即使是在孕前3个月接受 X 射线照射,也仍可对胎儿造成影响。

电脑、电视是人们日常生活工作中最常见的电器。但电脑或电视显示屏辐射对胎儿到底会造成多大的影响,目前尚无定论。从理论上说,显示屏的辐射量对人体是安全的。但对精子、卵子、受精卵、胚胎、胎儿是否安全?为了优生,建议还是提前做好准备,在孕3个月前减少在显示屏前的净工作时间,每日最好在2~4小时之内,尽量保持与显示屏距离在70厘米以外。

(2)药物:有报道,孕妇在孕期服用过药物的占70%~80%,在新生儿出生缺陷中,可能有2%~3%是由于药物引起的,还有一半以上原因不明的出生缺陷儿中,可能与药物和疾病的相互作用有关。服用对胎儿有害药物大多数是在不知道怀孕时服用的,特别是把怀孕初期的妊娠反应当作疾病对待时,无意中服用很多药物。解决的办法就是结婚后首先想到是否怀孕了,永远把这放在第一位,慎重用药。有病不要自行吃药,要及时看医生。

(3)遗传疾病:如血友病是母亲携带致病基因,男孩可能患病,若父亲是血友病患者,则女儿可能是致病基因携带者。所以,父亲是血友病患者时,应生育男孩。母亲是血友病致病基因携带者,则应生女孩。

(4)病毒感染:若孕妇感染梅毒、弓形虫、风疹病毒、巨细胞病毒、单纯疱疹病毒等,可导致胎儿流产、死胎、畸形、早产等。目前还没有更好的治疗办法阻止病毒对胎儿的感染,因此预防就显得极为重要了。例如,宠物常常携带弓形虫,应该避免与宠物接触。

(5)营养问题:目前营养不良的孕妇减少了,但广义的营养不良却有所增加,就是膳食结构不合理,造成营养成分不均,缺乏微量元素和宏量元素或维生素,糖耐量减低甚至出现妊娠期糖尿病,缺铁性贫血的发生率也不低。另外,营养过剩的增多了,巨大儿的出生率增加,这样增加了剖宫产率和难产率。由于难产率的增加,造成了伤残儿出生率的增加,也为以后成人疾病埋下了种子。

32. 哪些夫妇有生先天性畸形儿的高危因素

有以下情况的夫妇需要注意:

(1)近亲婚配者。

(2)家族有遗传病或本人有遗传病,或先天性智力低下者。

(3)反复自然流产及闭经不孕的育龄女性。

(4)生育过先天缺陷儿或遗传病儿,以及有生过染色体畸变患儿

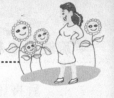

的病史。

（5）怀孕早期（10周内）有高热、服药、接受过 X 射线、患风疹及有致胎儿畸形的其他因素存在者。

（6）发生过不明原因死胎、死产的育龄女性。

（7）高龄孕妇（大于35岁）。

（8）羊水多、胎儿发育迟缓者。

（9）疑为宫内感染的胎儿，如弓形虫、巨细胞病毒、风疹病毒、单纯疱疹病毒感染等。

33. 如何科学地计划怀孕

生一个聪明健康的宝宝是所有育龄妇女的目标，而要实现这一目标，关键要做到计划怀孕。如果没有做好充足的备孕工作，导致孕前补充叶酸、补铁等措施被耽误，那么胎儿"质量"总体上会比有计划怀孕者差。

有计划地维护好育龄女性的身心健康，做好科学的孕前准备，是优生优育的基础。准备怀孕的妈妈要做到以下几点：

（1）对于一些体重超过正常标准的女性，就要有计划地减肥，因为过胖的女性在怀孕后极易出现孕期糖尿病。

（2）如果患有哮喘、高血压等疾病，要等疾病治愈或病情得到控制后再受孕。因为一切疾病、治疗疾病时的用药都会对胎儿造成很大的危害。一些经常处在亚健康状态的办公室女性，要调整好健康状况才有利于未来胎儿的发育。

（3）做人工流产者最好在3～6个月以后再怀孕。

（4）取避孕环者最好在2个月以后怀孕。

（5）曾接触过放射线或化学毒物者必须在停止接触2～3个月以

后再怀孕。

(6)提前 11 个月注射乙肝疫苗;提前 8 个月注射风疹疫苗;提前 5 个月抗体检测(检查之前注射的乙肝和风疹疫苗是否有抗体产生)。

(7)提前 6 个月考虑停服某些有致畸作用的药物,包括避孕药。

(8)计划怀孕的女性,在孕前 10 个月就调整好生活作息习惯,远离烟酒、咖啡,保证每天充足的睡眠;同时,调整好饮食习惯,做到膳食平衡,补充孕期胎儿需要的营养元素,如铁、钙等,提前 3 个月补充维生素,尤其是叶酸。这样,就能为胚胎发育提供一个良好的营养环境。孕前和孕期补充营养很重要,但要注意不能进补过度,全面膳食、均衡营养是孕期摄取营养的重要原则。

(9)要选择最佳的季节,在最佳的环境下怀孕。

(10)保持良好的心情。

(11)做适当的体育锻炼。

从科学生育的角度来说,有计划地怀孕的女性相比毫无准备就怀孕的女性来说,心态的愉悦、身体的健康、营养的充足等,都能最大限度地实现优生优育,容易生出健康聪明的宝宝。

34. 最佳婚育年龄指的是什么

在生育问题上,科学家们的着眼点是遗传。男性最佳的生育年龄是 30～35 岁。女性的最佳生育年龄是 23～29 岁。女性在 25 岁时,婚后 6 个月内妊娠率达 60%,30 岁后则降至 30% 以下。而不孕率在 29 岁前为 10% 以上,30 岁后则升为 15% 以上。生育过程主要由女性完成,到青春期时,女性卵子数目平均为 40 万个,以后逐月递减直至绝经期完全消失。在每月递减的 1 000 个左右的卵子中,只有 1 个成熟,提供受孕机会,而随着卵子数目的逐渐减少,卵子质量虽可不断更新,但活力也会有所下降。因而女性不应错过最佳生育年龄,在为前途奔忙的同时,还须为后代着想,生育年龄不应晚于 30 岁。

大龄男性同样不利于优生。随着生活节奏的加快,很多男性在年轻力壮的时候献身事业,大多数都是 30 岁以后才结婚生子。要是在不考虑女性年龄差异的情形下,如果男性年龄大于 35 岁,流产的几率要增加 30％左右。而 50 岁和 20 岁的父亲相比,这个几率就增加 1 倍。随着男性年龄增加,其精子染色体损伤的可能性也会增加,35 岁以上男性的精子会有更多的染色体异常,而这些脱氧核糖核酸缺陷会导致胎儿发育异常甚至流产。

35. 怎样选择受孕环境

安静、轻松的环境,有利于夫妻双方的健康情况处于最优状态,情绪稳定,心情舒畅,更好地享受性爱,在愉快中受孕。夜深人静、居室清洁、心境恬淡、恩爱缠绵之时,则被认为是最好的受孕时机。因为良好的心境和外界条件能对夫妇产生较好的心理暗示作用,也可能是人的心理活动对外界的各种刺激和反应有时是很微妙的缘故。应避免在雷电交加时受孕,因为人体也是一个磁场,这些因素可能会引起生殖细胞的变化,影响受孕及胚胎的发育;远离新装修的房间及有污染的环境,因为胚胎对化学性的物质极其敏感,可以造成胚胎发育停止,甚至流产;避免辐射也很重要,如果接受放射线照射,可以造成精子和卵子的发育异常,或胚胎的异常,最好在接受放射线照射 3 个月后再受孕。总之,只要夫妻是在思维、语言、行为、情感诸方面都达到高度协调一致的时候同房受孕,出生的孩子就会集中双亲在身体、容貌、智慧等方面的优点。

36. 如何选择受孕良机

对于新婚夫妇来说,不仅要考虑自己的性生活安排,还要考虑怀孕后以及将来孩子的出生时间。尤其是忙于事业的年轻夫妇,从怀孕到孩子出生大致为280天,可以计算一下何时怀孕为好。一定要选择好孩子的出生日期,尤其应警惕怀孕最初3个月,因为这是胎儿最易受外界流行病的感染而发生畸形的时期。母亲若受到病毒或其他冬季流行病的侵扰,服药、化验、X射线检查,都会对胎儿的正常发育带来一定的影响。若孩子出生在流行病的流行期,那么,防止传染病是最要紧的事情。唯一能避开对胎儿、新生儿均可能造成伤害的办法,就是选择好孩子的出生时间,把温度变化激烈、疾病流行的影响降到最低限度,同时兼顾胎儿出生后的保育、教育工作。应选择在外界自然环境变化最小的时候,即在6、7、8月份中受孕,来年3、4、5月份出生,最为适宜。初秋时节,天气凉爽,热天造成的体力消耗正在恢复。各种富含维生素的新鲜瓜果蔬菜均已上市,肉、蛋、鱼、肝也很充足,为母体及时摄取并储备各种营养创造了有利的条件。若妊娠反应严重也不要紧,母体内早已有所储备,不会因呕吐、不思饮食而对胎儿的大脑细胞发育造成不良影响。待隆冬到来之际,正是流行性感冒和风疹病毒流行时间,孕妇已平安度过了胎儿最易感染病毒的致畸敏感期。在怀孕前和怀孕初,自然界提供的优厚物质条件对母体有很多益处,其中一项就是提供了合理的营养素,可供胎儿迅速发育所吸取。到了养教并重的妊娠中后期,已是春暖花开,景色宜人之时,又给胎教提供了理想的外界环境。待到临产时,正是凉热适宜的春末初夏,既可以避免婴儿出生后天气太热而出痱子,也可以使乳母哺乳有较丰富的时鲜食品,还有利于产后的身体迅速恢复。同时,这个季节衣着单薄,便于哺乳,给婴儿洗澡也不必担心受凉。满月后,就可以抱到户外呼吸新鲜空气,进行日光浴以预防佝偻病,还可减少得上呼吸道传染病的机会。到了婴儿4个月该添加辅食时,已度过夏季肠道传染病的流行时期。待到满1周岁该断奶时,又值来年春末夏初之际,各种营养丰富的时令鲜果品陆续上市,及时补充了断奶后各种营养的不足。

所以,最适合的受孕季节是每年的春末或初秋。怀孕早期应该是一年中环境污染最少、空气最好、新鲜果蔬最多、气候最为适宜的时期;孩子出生时气候不会太冷,也不会太热,便于换衣、洗澡,也有利产后的身体恢复。

37. 怎样判断月经周期中容易受孕的时段

判断月经周期中容易受孕的时段,对女性而言,无论是希望受孕还是避孕,都十分重要。女性的卵细胞在输卵管里的寿命仅12～36小时;精子处于良好的宫颈黏液环境中也只能存活3～5天。在每个月经周期中,能妊娠的时间仅4～5天,即排卵的前4天至排卵后1天。

大多数育龄妇女的月经周期都有一定规律,排卵通常发生在下次月经来潮前的14天左右。由此可推算出自己最容易受孕的时间。如果月经周期是28天,28减14等于14,那么应该是14天左右。

38. 为什么说早春怀孕不是最佳时机

从优生优育的角度来说,要想生一个可爱的宝宝,妊娠早期(3个月内)应避免在早春。

冬春季节是流行病的猖獗时期,孕妇容易患病毒感染。春季空气湿度大,温度逐渐升高,有利于各类病毒的复制和生长。加之病毒性疾病在人群中广泛迅速的流行,增加了孕妇的感染机会。如孕早期患风疹病毒感染,会引发胎儿先天性心血管畸形,常见的有动脉导管未闭、肺动脉瓣狭窄;还可发生白内障、聋哑等先天畸形。巨细胞病毒感染则是引起先天性神经障碍的主要原因,可引起永久性的脑损伤。脊髓灰质炎病毒、流行性腮腺炎病毒、流感病毒、水痘病毒、疱疹病毒等也可经胎盘引起胎儿先天畸形。所以,早春不宜怀孕。

39. 如何生一个健康、聪明的孩子

对于希望生一个健康聪明的宝宝的夫妇,应该了解以下知识。

(1)避免近亲婚配,选择最佳的生育年龄(生育宝宝的最佳年龄是男性25～35岁;女性23～29岁)。选择最佳的受孕季节(建议选择6～8月份怀孕)。

(2)避免接触不良环境因素,如戒烟戒酒;避免接触X射线辐射。

(3)科学地计划怀孕,选择受孕良机,最好避免一结婚就怀孕,避免蜜月旅行中受孕,通常适宜在结婚3个月后怀孕。因为新婚的劳累会使体质下降;刚过新婚又踏上旅行征途,受条件的制约,饮水、洗浴、食品卫生以及频繁的新婚性生活都可能会对生殖细胞以及刚怀上的小生命产生不利影响。

(4)加强孕期营养,均衡膳食。准备怀孕的前1个月要营养均衡合理,最好多食用一些高蛋白、高维生素的食物以及新鲜果汁或蔬菜汁,增补叶酸预防神经管发育畸形。严禁吸烟喝酒和饲养小动物。

避免病毒感染,保持良好的心情,慎重用药,科学进行胎教,定期进行孕期检查。

40. 影响孩子智力的因素有哪些

智力的构成是一个相当复杂的问题,它的产生、发展、扩充、完善都离不开大脑这个物质基础,而大脑的生长发育又是受着先天遗传因素和后天教育因素的双重影响的。生一个聪明伶俐的孩子,首先要保证大脑是完好、无疾患、无缺损的,这才能在后天教育因素的作用下,获得较高的智力。健康的夫妇生下的孩子一般都是健康的,有某种遗传病或其他严重疾病的夫妇,子女的身体素质即会受到不良影响,有的甚至是终生的影响。那么,智商高的夫妇,其子女是不是就一定聪明过人?回答是否定的。因为造就一个天赋很高的孩子,倘若不从胎儿期、新生儿期、幼儿期就进行教育,那么就会使优越条件丧失无几。不能夸大遗传的作用而忽视后天环境的影响,但也不能强调后天教育的作用而否认先天遗传的重要,只有二者兼顾,才是智力得以正常发育的基础。

(1)遗传因素:有许多遗传病与儿童的智力发育有着明显的关系,必须予以足够重视。如先天愚型(又称伸舌样痴呆),属于大脑发育不全症中最常见的一种。这些患者有特殊的面部:眼裂较小、两眼距离宽、塌鼻梁、流涎水、常伸出舌头呆笑等,并常常伴有其他先天畸形病症,以先天性心脏病最为常见,对疾病的抵抗力很弱,易感染疾病而早期夭折。患者存活的期限不一样,轻度的患者可以活到成年期,但智力低下。

(2)感染:孕妇在怀孕期间有风疹、水痘等病毒性疾病;妊娠期间受到过放射线的照射;有妊娠毒血症及其他全身性的疾病,都可影响胎儿的正常发育。这些因素一方面造成胎儿发育的障碍，使大脑细胞发育不完善；另一方面影响骨髓、内分泌等系统的发育，反过来又影响脑的发育。

（3）烟酒：吸烟、酗酒的妇女所生的孩子也易智力迟钝，年龄过大的妇女所生的先天愚型孩子占到该病的 42% 左右。

（4）后天性因素：如分娩时的难产、产钳助产、吸引器助产、严重窒息、脐带绕颈等造成头颅机械性压迫，新生儿早期的脑创伤和神经系统的感染等，都会影响大脑的发育，从而影响智力发育。

由上可知，要培养一个聪明的孩子，就必须从保证没有先天遗传病入手，把好结婚、怀孕、生育时的每一个环节，为后天的教育打好基础。即使父母的智商不高，也能孕育、生育一个聪明、健康、超过父母智力的孩子。

41. 精子和卵子是怎样产生的

人体是由数以百万亿计的细胞构成。从生育的观点来看，这些细胞可归为两类，一类是构成心、肝、肺、肾、肌肉、骨骼等人体器官的"体细胞"，另一类是承担着繁衍后代重任的"性细胞"。性细胞又叫生殖细胞，在男性，就是精子；女性则为卵子。

精子是在睾丸的几百万条曲细精管内产生的。曲细精管生精上皮的精原细胞，经过多次分裂，最后成熟为精子。男性青春发育期以后，睾丸便拥有延续不断的生精能力。成年人睾丸重 10～20 克，而平均每克睾丸组织每天可产生约 10 000 000 个精子。一般到 40 岁后，生精能力逐渐减弱，但 60～70 岁甚至个别 90 岁的老人还具有生精能力。

卵子是由卵巢生卵上皮的原始卵母细胞发育成熟而成。原始卵母细胞和它周围的一层颗粒细胞构成一个原始卵泡,胎儿卵巢内原始卵泡多达 200 万个。出生后大部分退化,到青春期剩下约 3 万个或更少一些。卵巢的生卵作用是不连续的。女性青春发育期以后,每个规则的月经周期排出成熟卵子 1 个,直到绝经期,一个妇女一生约排出 400 个卵子,最多也不过 500 个。

42. 提高精子质量的方法有哪些

优生优育是每个家庭的希望和责任,对于丈夫而言,精子的数量和质量是优生的关键要素。因此,凡是影响精子质量的因素,丈夫应尽量排除;凡是有利于优生的条件,丈夫应积极创造。

(1)及时医治已有的重要疾病,特别是生殖系统疾病。在男性生殖器官中,睾丸是制造精子的"工厂",附睾是储存精子的"仓库",输精管、精索动静脉都与精子有关。当这些关键部位发生了故障,优生必然受到影响。例如,双侧隐睾、睾丸先天发育不全者,就无法产生正常的精子。倘若睾丸、附睾、精囊发生了炎症、结核、肿瘤,造成睾丸萎缩,组织破坏,大多数精子就是废品。精索静脉曲张、前列腺炎、输精管部分缺损、尿道下裂、阳痿、早泄等疾患都会导致不育;梅毒、淋病等性病都会直接或间接地影响精子的生成、发育和活动能力,对生育造成一定危害。所以,丈夫首先要及时治疗生殖器官疾病。

(2)需要养成良好的生活习惯:吸烟、酗酒、吸毒不仅影响身体健康,而且还是优生优育的大敌。每日吸烟 10 支以上者,其体内精子的活动度明显下降,并且随吸烟量的增加,精子畸形率也呈显著增多趋势。饮酒过度造成机体酒精中毒,使精子发生形态和活动的改变,甚至会杀死精子,从而会影响受孕和胚胎发育。一般情况下,男性的精原细胞发育成为成熟的精子,需 80 天左右,即将孕育后代的夫妻,一

定要在3个月前戒除烟酒。麻醉药、毒品等对精子也有极大危害,而且还会持续很长时间,因此必须绝对禁忌。

(3)保持良好稳定的精神状态:若经常忧郁、烦恼或脾气暴躁,会使大脑皮质功能紊乱,造成神经系统、内分泌功能、睾丸生精功能以及性功能不稳定,也影响精子的产生和质量。情绪、精神不良的情况下生育的孩子,其性情容易发生异常,很容易出现孤僻、变态的性格。

(4)节制性生活:性生活频繁,必然使精液稀少,精子的数量和质量也会相应减少和降低。为了保证新生命的正常孕育,夫妻双方节制房事十分必要,尤其是男方,养精蓄锐更为重要。这一点,对性欲旺盛的新婚夫妇尤应引起注意。

(5)远离有害的工作环境,避免接触有害物质:许多物理、化学、生物因素作用于人体,常会影响敏感的睾丸功能,致使精子受到伤害,影响胎儿的正常孕育。工作和生活中接触的铅、苯、二甲苯、汽油、汞、镉、锡、砷、镍、钴、氯乙烯等物质,X射线及其他放射性物质,农田喷洒的农药、除草剂、麻醉药等均可致胎儿染色体异常,增加流产率等。

(6)避免服用对精子产生损害的药物:雌激素,利舍平,氯丙嗪等均会影响精子的生存能力和使畸形精子的数目大量增加。

(7)积极参加体育锻炼,保持健康的体重:研究表明,男性身体过度肥胖,会导致腹股沟处的温度升高,损害精子的成长,从而导致不育。因此,体重控制在标准范围内可以提高精子的质量。不过,锻炼强度要适中,剧烈的运动,如马拉松和长距离的骑车等仍然会使睾丸的温度升高,破坏精子成长所需的凉爽环境。骑车还会使脆弱的睾丸外囊血管处于危险之中,因此,建议骑车时要穿有护垫的短裤,并选择减震功能良好的自行车。

(8)合理饮食:精子的制造与生长都需要补充基本的营养,若是男性有偏食的习惯，会造成营养摄取不均，当然会引起精子虚弱、衰竭、甚至死亡，对男性的性欲及性功能也会产生阻碍。为了优生，丈夫要做到不偏食。精子的生存需要优质蛋白质、钙、锌等矿物质和微量元素，精氨酸及多种维生素等，如果偏食，饮食中缺少这些营养素，精子的生成会受到影响，或许会产生一些"低质"精子。因此，想让妻子怀孕期间，丈夫在做到"样样食物我都吃"的前提下，适当多吃些富含锌、精氨酸等有利于优质精子形成的食物，如牡蛎、甲鱼、鳝鱼、河鳗、墨鱼等。

（9）避免睾丸所处环境温度过高：精子不耐高温高热，睾丸所处环境温度如果超过45℃2小时，就对精子不利，男性若喜欢长期穿着紧身不透风的内裤、牛仔裤或是有长时间浸泡热水澡习惯，甚至经常在高温环境下工作，都可以使精子的生成和活力受到影响。故应少去桑拿房及蒸汽浴室。

（10）宜吃提高精子质量的食物：经常吃南瓜叶和南瓜子、白洋葱、姜、西红柿等食物，将有助于提高精子质量。多吃绿色蔬菜。绿色蔬菜中含有维生素C、维生素E、锌、硒等利于精子成长的成分。坚果、鱼类中富含欧米茄3脂肪酸，也应多吃，以利于精子细胞成长。

43. 小生命是如何形成的

精子和卵子结合形成受精卵，受精卵再附植（又叫着床）到子宫内膜上生长发育，称为受孕。

当受精排卵期夫妻同房后，男性含有精子的精液射入女性阴道，精子离开精液经宫颈管进入宫腔。从宫腔游离进入输卵管，游向输卵管的壶腹部，精子在输卵管的壶腹部可以生存48小时。

卵子由卵巢排出后可生存24小时，由于输卵管伞端的拾卵作用，

而进入输卵管,在壶腹部与精子相遇并结合成为受精卵。

受精卵借助输卵管的蠕动和纤毛的推动作用,向子宫腔方向移动。第4天进入宫腔,在受精后第6~7天开始附植在子宫内膜上,第11~12天完成,称为着床。这是妊娠的开始,也就是一个小生命的开始。

44. 胎盘有哪些功能

足月妊娠的胎盘为一个扁圆形或椭圆形的盘状器官,重500~600克,约为初生婴儿体重的1/6;直径16~20厘米,厚约2.5厘米,中间厚,边缘薄。胎盘分子面与母面。子面有羊膜覆盖,脐带位于近中央处;母面有18~20个胎盘小叶。足月胎盘约有100支小动脉向胎盘供应血液。血液借助其动脉压在绒毛间隙中流动,与胎儿完成物质交换后,血液经子宫内膜小静脉送回母体。接近分娩时,胎盘绒毛的总面积可达到12平方米,约为人体皮肤总面积的10倍,以保障胎儿供血。胎盘具有五大功能:即气体交换、供应营养、排泄废物、防御及内分泌作用。胎盘是胎儿营养的大本营。

45. 羊水有哪些功能

羊水,是指羊膜腔内所含的液体。胎儿在羊水里,就像鱼在海洋里一样。一方面羊水可以保护胎儿,防止羊膜与胎儿体表发生粘连,使胎儿在子宫里可以有一定的活动度;另一方面保护胎儿不受震荡。分娩时,羊水能够传导子宫壁的压力,促使子宫颈口扩张,有利于胎儿顺利娩出。

妊娠的不同时期,羊水的来源及量也有变化。

（1）妊娠早期：羊水主要是由母体血清通过胎膜进入羊膜腔的透析液。这种透析也可以通过脐带表面的羊膜、华尔通氏胶进行。胎儿的呼吸道黏膜及皮肤也有类似的作用。妊娠12周时羊水量约为50毫升，其中90％以上由羊膜分泌。

（2）妊娠中期：胎儿的尿液是羊水的重要来源。胎儿的肾约自孕12周始参与羊水形成。孕14周时胎儿的膀胱内已有尿液。孕16周后胎儿的呼吸道可见有羊水出入。孕20周时，羊水量约为400毫升。胎儿的胃肠道吸收及排泄羊水。故医学上可通过分析羊水中的成分了解胎儿的情况。

（3）妊娠晚期：36～38周时羊水量最多，为1 000～1 500毫升。可见羊水是胎儿生活的海洋。

46. 什么是羊膜囊，羊膜囊有何功能

羊膜囊是两层坚韧、薄、透明的膜，位于胎盘动物的胎盘之内。装着发育中的胚胎（后来变成胎儿），直到出生前不久为止。内层的膜是装着羊水和胚胎的羊膜。外层膜为绒毛膜，包着羊膜，本身是胎盘的一部分。

羊膜囊包着胎儿和羊水，是胎儿的护身袋。它有三大功能。

（1）保护胎儿：囊内羊水恒温、恒压，胎儿可在羊水中自由活动，以减少因外力所致的损伤。临产时子宫收缩，压力均匀地分布在羊膜囊上，有效地保护胎儿，避免局部受压，有护身袋之功效。

（2）保护母体：羊膜囊可以减少因为胎动引起的不适感，临产时胎囊可以凭借水压扩张软产道，避免胎体直接压迫母体组织时间过长引起子宫颈、阴道及盆底肌肉的损伤。

（3）冲洗阴道：破膜时羊水还有冲洗阴道的作用，可以减少感染。

47. 胎儿的性别是怎么决定的

现代科学已经证明,胎儿的性别是由受精卵中的一对性染色体决定的。

人体的每个细胞,在细胞核里都有23对携带遗传物质的染色体,其中22对为常染色体,决定除性别以外的全部遗传信息,另1对为性染色体,决定胎儿的性别。常染色体男女都一样,没有性别差异。性染色体则不同,分为"X性染色体"和"Y性染色体"两种。男子细胞中的一对性染色体,有一个是X,有一个是Y,即是XY型;女性的1对性染色体均为X性染色体(XX)。23对染色体中一半来自父亲,另一半来自母亲。

人体细胞是通过分裂方式进行繁殖的,即1个细胞分裂为2个,2个再分裂为4个,这样继续分裂下去。在从未成熟的生殖细胞发育为成熟的生殖细胞过程中,细胞内的染色体要经过一次减数分裂,即成熟后的精子或卵子只含有23条染色体,为原来的一半,其中22条为常染色体,1条为性染色体。男性的1对性染色体为XY,所以分裂成熟后的精子,一种含X性染色体的称为X精子,另一种含Y性染色体的称为Y精子。女性的1对性染色体为XX,所以分裂成熟后的卵子都是含有1条X性染色体。由此可知,男性的精子有2种,而女性的卵子只有1种。

精子和卵子结合后融为一体,成为受精卵。这样,精子中的23条染色体和卵子中的23条染色体又配成23对染色体。如果是X精子和卵子结合,则受精卵中的一对性染色体为XX,胎儿发育为女性;如果Y精子与卵子结合,则受精卵中的一对性染色体为XY,胎儿发育为男性。由此可知,生男生女决定于男方的精子所携带的性染色体是 X，还是 Y，而与卵子无关。一次射精，精子可达几亿之多，是带 X 还是带 Y 染色体的某一个精子与卵子结合，完全是偶然的，并不受父、母亲的意志控制，对哪一方都无可埋怨。

由上可知，孩子的性别是在受精的一瞬间决定的，有些人把生男生女的责任完全归结于女方，这是没有道理的。

48. 早婚、早育有什么害处

早婚、早育，无论对个人，对子女以及对社会和国家都是有害无益的。

(1)青年人进入社会不久正是在学习、工作、事业、生活上打基础和积累经验的时期，若此时结婚生育，夫妇双方不得不花大量精力操持家务、抚养教育孩子，这样就会给青年人在精力、经济上造成很大的负担和困难。如刚刚参加工作，经济上没有保障或工龄太短，则享受不到产后福利；由于经济能力不稳定，生活经验不足，养育孩子水平不高，难以妥善处理和安排家庭生活，也不能很好地哺育和教养孩子，而且会影响母亲和孩子的健康。同时，还往往影响夫妻感情，甚至造成离异。

(2)对女性本人的身体和胎儿的发育不利。青少年时期，也是身体生长、发育的重要时期，特别是骨骼，要到 23～25 岁才能完全钙化。青年妇女本身需要充足的营养继续促进骨骼的发育，如果在这之前怀孕，子宫内的胎儿更需要母亲供给大量的营养物质，势必造成胎儿同处在发育中的母体争夺营养的情况，使母婴双方都不能健康生长。

(3)早婚、早育还会增加围产期母婴的死亡率。青春期怀孕，由于全身的各器官尤其是生殖器官和骨盆，还没有完全发育成熟，对怀孕、分娩的额外负担承受能力较差，妊娠分娩对生殖器官、骨盆腔、腰骶椎骨及盆底肌肉影响很大。早育的青年妇女在分娩时易出现软产道裂伤、产后出血、胎盘早剥等分娩并发症,会因为骨盆韧带松弛度不够和会阴肌肉的弹力不够,出现产力不足而使难产发生率相对增加,造成母婴死亡率增高。同时,孕妇易患高血压、心脏病、风湿热等多种并发症。因此,过早生育不利于母婴健康。

(4)就社会而言,早婚、早育带来的人口问题更不可忽视。

总之,应选择最佳的生育年龄和最佳受孕时机,因为从生理因素和社会因素来考虑,生育过早、过晚均不好;同时,在最佳的生育年龄内,还应注意选择最佳受孕时机。

二、孕前心理和生理准备

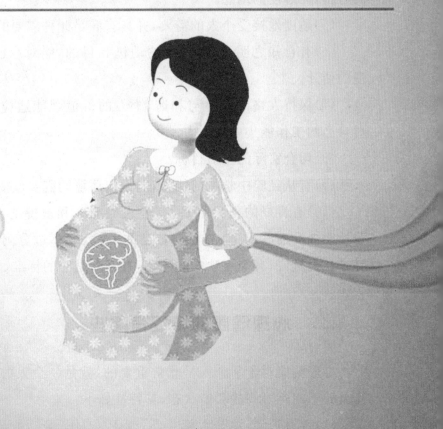

1. 心理健康的标准是什么

心理学家将心理健康的标准描述为以下几点：

(1)适度的安全感，有自尊心，对自己的成就有价值感。

(2)适度地自我批评，不过分夸耀自己也不苛责自己。

(3)日常生活中，具有适度的主动性，不为环境所左右。

(4)理智，现实，客观，与现实有良好的接触，能容忍生活中挫折的打击，无过度的幻想。

(5)适度地接受个人的需要，并具有满足此种需要的能力。

(6)有自知之明，了解自己的动机和目的，能对自己的能力做客观的估计。

(7)保持人格的完整与和谐，个人的价值观能适应社会的标准，对自己的工作能集中注意力。

(8)切合实际的生活目标。

(9)有从经验中学习的能力，能适应环境的需要改变自己。

(10)有良好的人际关系，有爱人的能力和被爱的能力。在不违背社会标准的前提下，能保持自己的个性，既不过分阿谀，也不过分寻求社会赞许，有个人独立的意见，有判断是非的标准。

2. 心理健康的特征有哪些

心理健康对于一个人是非常重要的，就是一个人的生理、心理与社会处于相互协调的和谐状态，其特征如下：

(1)智力正常：这是人们生活、学习、工作、劳动的最基本的心理条件。

（2）情绪稳定与愉快：这是心理健康的重要标志，它表明一个人的中枢神经系统处于相对的平衡状态，意味着机体功能的协调。一个心理健康的人，行为协调统一，其行为受意识的支配，思想与行为是统一协调的，并有自我控制能力。如果一个人的行为与思想相互矛盾，注意力不集中，思想混乱，语言支离破碎，做事杂乱无章，就应该进行心理调节。

（3）良好的人际关系：人生活在社会中，就要善于与人友好相处，助人为乐，建立良好的人际关系。人的交往活动能反映人的心理健康状态，人与人之间正常的友好的交往不仅是维持心理健康的必备条件，也是获得心理健康的重要方法。

（4）良好的适应能力：人生活在纷繁复杂、变化多端的大千世界里，一生中会遇到多种环境及变化。因此，一个人应当具有良好的适应能力。无论现实环境有什么变化，都将能够适应。心理健康并非是超人的非凡状态，一个人的心理健康也不一定在每一个方面都有表现，只要在生活实践中，能够正确认识自我，自觉控制自己，正确对待外界，使心理保持平衡协调，就已具备了心理健康的基本特征。

3. 孕前心理准备有何重要性

在夫妻二人准备孕育小生命之前，一定要有足够的心理准备，因为宝宝的降临意味着目前生活方式的改变，在带来喜悦的同时也会增加很多负担，在宝宝的喂养、教育、健康和安全方面都需要付出很多时间和心血。花前月下的散步和挑灯夜战的安宁就会急剧减少，或许还会失去很多自由，甚至影响到事业的发展。但从另一个角度看，宝宝带来的欣喜以及愉悦是任何东西都无法替代的，有了天伦之乐，生命的乐章有了新的旋律，自己的生命在孩子的身上得到延续。

当宝宝逐渐长大后,父母便会了解到为宝宝付出得越多,所得到的回报也越多。

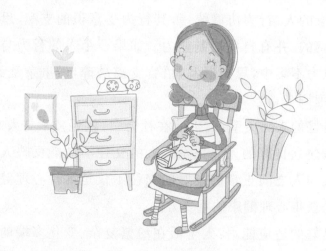

怀孕之前,孕妇要调节好自己的心理,了解自己身体和心理在妊娠期所发生的变化,从而能坦然面对妊娠到来的各种不便,心情愉快地孕育小宝宝。为了宝宝的健康,孕妇需要注意的事项很多,许多活动和娱乐都将受到限制,对此也应该有充分的思想准备。只要能够生一个健康聪明的宝宝,相信每一位有爱心的妈妈都是乐于做出这些牺牲的。

因此,在怀孕前夫妻双方都必须做好心理准备,关心体谅对方从孕前就应该开始。

4. 如何做好当爸爸妈妈的心理准备

孕育后代对于每一对夫妻来说,都是人生中的一件大事,这就要求他们做好全面的准备,只有良好的身体条件、物质条件、环境条件是不够的,当爸爸妈妈的心理准备也很重要。每对计划怀孕的夫妇在做出决定前,都要冷静地考虑一些与孕育有关的实际问题,它有利于日后家庭的和谐与美满。在怀孕前到底应做好哪些方面的心理准备呢?

(1)阅读相关书籍:宝宝的出生对于新手爸妈来说,不仅仅是家里多了一个人,该如何养育宝宝,了解宝宝的成长阶段和日后家庭的诸多问题,都需要新手爸妈去学习和面对。因此,在宝宝出生之前多了解有关妊娠知识,像如何应对早期的怀孕反应,中期的胎动,晚期的妊娠水肿、腰腿痛;如何应对分娩之痛;如何应对产后情绪低落等。随着孕产期一天天临近,这些生理、心理现象必然出现,掌握了相关知识之后就容易做到正确对待,有利于新手爸妈学习如何尽到父母的责任,以避免日后遇到问题时手足无措。

(2)学习做个好爸爸:怀孕是两个人共同的创作过程,所以不仅女性要做好心理准备,作为创作者之一的老公,也必须做好足够的心理准备。

做爸爸肯定是一件乐事,但是也意味着增添了许多责任,有不少实际问题丈夫在妻子怀孕前必须考虑到。许多新手爸爸有这样一个偏见,认为抚育孩子是妈妈的责任。其实不然,要使孩子健康成长、家庭幸福,爸爸的角色十分重要。如何安慰、照顾孕中的妻子,协助妻子与胎里的宝宝进行亲子沟通,以及日后如何扮演好丈夫和父亲的双重角色等,都是十分重要的学习内容。

(3)给孩子的到来留足心理"空间":要知道有了孩子,不仅带来了生活的负担,社会的责任,而且还要在夫妻的情感世界中掠取一部分"领地",势必会冲淡夫妻之间的爱情。对此,夫妻二人要做出很好的选择,并且要在做好为人父、为人母的同时还要做好为人夫、为人妻的双重角色准备。孩子是否是夫妻双方都希望拥有的,要不要孩

子,需要夫妻双方共同商量,彼此都愿意才行。

（4）树立生男生女都一样的新观念：我国传统的"重男轻女"思想,不仅影响着老辈人,对当代的年轻人也同样有一定的影响。这种压力显然不应该让孕妈妈和小宝宝来承担；况且,是否生男孩的决定因素也不在女方,而是由男方的染色体基因型所决定的。

5. 什么是优孕

优生的内涵与外延不再只停留于十月怀胎时营养调理、戒烟酒、不滥用药等比较浅表的理念。孕育的真正起始得从小家庭决定怀孕前2～3个月开始,也可称为优孕。优孕是一个全新的生育新理念,它已延伸到孕前3个月到1年。即在精子和卵子结合那一刻前的3个月,甚至6个月,就应该开始孕育的准备,生命的孕育不仅只是十月怀胎而已。在这一段时间里,夫妻双方应该做好心理上、生理上的各种准备。从两人世界进入三人时,如果没有心理准备,可能会产生厌恶、烦躁、埋怨的心理。这些情绪对胚胎的发育是不利的,因此对于准备生育的夫妇来说,做好怀孕前的心理准备,实在是值得重视的问题。提前做好怀孕的准备,对于优生、受孕、打好遗传的基础都是不可缺少的。就像栽树、种花、种庄稼之前,先要施基肥、翻整耕地一样,夫妇双方在孕前也需要调整好生理、心理状态,在达到优身、优时、优境的最佳状态下,让最健康最富活力的精子和卵子把父母双方的精良基因,如容貌、智慧、个性、健康在受精卵中完美地重组并表达。

6. 女性孕前有哪些心理变化

女性怀孕期的心理反应各不相同,而原有的心理状况起着重要作用。有的女性怀孕前非常想要孩子,结果产生喜悦、满足、期盼的积极心理体验,对身体变化和妊娠反应有较强的心理适应力,并逐渐发展出母爱之情。若女性怀孕前不想要孩子或不想现在要孩子,怀孕使生活节奏被打乱,则很容易产生心理冲突,对身体变化和妊娠反应的适应能力较低,情绪容易焦虑、烦躁。未婚先孕的女性,她们会对怀孕产生更为严重的消极心理反应。初次怀孕的女性更易产生紧张、不安,希望得到支持和依赖,深感身心的变化、面临的生活、母亲角色的担当等,一切都要从头开始适应,故她们比有过怀孕经验的女性表现出更多的心理问题。有过生育经验的女性适应起来要容易得多,心理波动也小。

7. 为什么要创造和谐的孕前心理环境

心境是使人的一切体验和活动都染上情绪色彩的一种持续时间较长的状态。它有暂时的和稳定的两种表现形式。夫妇之间,彼此的心境有强烈的感染性,它的形成,同社会、家庭、生活、工作和健康等因素有关。因此,善于协调上述各种因素,特别是善于处理上述因素导致的夫妇间的矛盾,就成为保持良好的孕前心绪的前提。和谐的孕前心理环境有这样几个鲜明的特征:

(1)夫妻善于主动调节相互之间的心理平衡,当一方由于气质上的或性格上的原因失去正常的心理状态时,另一方要善于引导对方摆脱困境。

(2)善于安排适宜的生活节律,以消除某种容易产生的心理失调。

(3)彼此都善于在特定情况下,加大自身处理与对方关系中的"容忍度",平素尚可能要进行适当争论的非原则性问题,这时可先容

忍下来,留待以后的适当时机解决,也可借其他方法使之自然消化。

8. 何谓孕前五个心理准备

未来宝宝的健康与母亲孕前和孕后的精神健康有着密不可分的微妙关系。乐观的心态、健康的心理对未来宝宝的成长大有助益。所以,夫妇双方在决定要孩子之后,要努力调整自己的情绪,以一种积极乐观的心态面对未来,让希望充满生活中的每一天。孕前要做好五个心理准备。

(1)掌握孕育知识:要学习和掌握一些关于妊娠、分娩和胎儿在宫内生长发育的孕育知识。怀孕期间,母体为了适应胎儿生长发育的需要,全身各系统都会发生程度不同的生理改变,其中精神与神经系统的正常调节规律易失衡被破坏,由此而出现兴奋与抑制间的不协调。

(2)保持乐观稳定的情绪状态:怀孕是每个妇女几乎都要历经的人生过程,是件喜事。不要把分娩想得那么可怕,不必为此背上思想包袱。在怀孕的过程中,孕妇要尽量放松自己的心态,及时调整和转移产生的不良情绪。

(3)保持良好的生活方式:要注意适当休息,除保证晚上有充足睡眠外,白天也要有一定时间的短暂睡眠,特别是午休是很重要的。饮食要科学,清淡而又富有营养,蛋白质、维生素及矿物质等营养物质的需求适当搭配,保证膳食营养更合理。烟、酒均对孕妇和胎儿有害而无利,应当戒除。

(4)适当参加体育锻炼和户外活动,放松身心:无论是孕前、孕后女性都要有适当的体育活动。应该尽可能多做些户外活动,这样有利于血液循环和精神、内分泌的调节,还可放松紧张与焦虑的心态。

（5）要重视孕前健康检查，接受医生指导：孕前健康检查是保证优生优育、母子平安的重要措施。

9. 孕前哪些心理状况会影响受孕

生活中经常看到，有些妇女结婚多年不孕，膝下犹虚，闷闷不乐，多方治疗毫无效果。但一旦收养一个孩子在身边，思想包袱一除，精神愉快，不久却怀孕了。还有一些不孕的女性在尝试各种方法都失败后，下定了决心不要孩子，不久却发现自己怀胎了，这种现象在日常生活中屡见不鲜。

（1）焦急心理：有的妇女得了不孕症，盼子心切，病急乱投医。听说某地名医有家传秘方，就慕名登门求医。听说远方某名医治疗不孕症有高深造诣，千里寻医在所不惜，东碰西撞，缺乏系统检查。焦急的情绪不仅会导致不孕，尚有可能导致孩子日后出现"多动症"；有的女性害怕受孕生子，孕前就忧愁自己将来的宝贝儿是什么样容貌、是不是健康聪明，以及受孕反应、分娩或许带来的疾病痛苦等，这都给孕育着新生命的准妈妈们带来了各种情绪上的影响，形成焦急。若是在焦心时期怀胎，如此情绪不好很可能传递给胎儿，产生各类不适的感受，使胎儿行为频率猛增。若如此过度行为贯穿整个胎儿期，使胎儿长久不安，孩子出生后有可能身体消瘦、喜爱哭闹，长大后情绪不沉稳，自我控制能力差，易患多动症，而且也影响妈妈的产后复原，甚至导致产后抑郁症。

（2）紧张心理：一些不孕患者在精神紧张的情况下去接受"人工授精"，往往影响受孕成功率。那些忧虑医疗条件不好，忧虑生孩子费用太高的妇女与那些很少烦恼的妇女相比，怀孕的成功率大大降低。

还有恐惧心理、悲观心理、怕羞心理等都会影响受孕。

对于婚后夫妇，从单身到结婚再到怀孕是一个心理需要调适的过程。而孕前多半带着喜悦的心情，迎接新生命的到来。但也可因缺乏怀孕和生育经验而不知所措，产生紧张、不安和焦虑情绪。因此，孕前的心理准备一定要做好。良好的心理准备，不仅关系自身的身心健康，还将影响优生。

10. 如何做好怀孕前的心理调适

想当母亲是每一位女性内心世界所渴望的正常心理需求。但只有愿望不行，除了做好各种物质、生活准备外，在心理上也应该做好相应的准备，这种准备有时比其他准备更重要。

怀孕是一个特殊的生理过程，随着身体的变化，准妈妈的心理也会发生变化。因此，准备怀孕的女性在孕前就要做好心理上的准备，以适应怀孕的各种心理变化。平时应尽量调节好自己的情绪，保持积极向上、乐观愉快的心境，避免烦恼和忧郁，常听优美舒缓的音乐，常读些诗歌、童话和育儿书刊，不看恐怖、紧张、鬼怪、科幻、色情的电视、影碟和小说，多想想有孩子后的美好情景。良好的心理状态是胎儿健康生长发育的重要前提。

女性必须懂得，从怀孕的那天起就意味着责任随之而来，这是作为一名女性最重要的时刻。它是一个分水岭，过去为人妻，现在还要加上为人母的角色，未来孩子的养育和成长从现在开始就由自己承担了。准妈妈所要从事的是一项伟大的创造人类的工程，这是一件神圣和愉悦的事情。虽然身体将发生很大的变化，精神上和体力上也会有很大的消耗，会出现许多麻烦、不适和烦恼，但是心中充满了幸福、信心和自豪，因此准妈妈要用积极的态度去战胜困难，排除烦恼。有了这样的精神状态就会很快地适应身体的变化,不遗余力地奉献出自己的精力、创造力和责任感,做好胎教工作应承担的义务,为孕育胎儿准备优裕的物质基础和完美的生理、心理环境,让这个幼小的新生命在身体里健康成长。

11. 怎样消除孕前心理压力

一般情况下,妻子怀孕之后,由于生理发生变化,心理上也会发生变化,丈夫应当理解和体谅,应采取各种方法使妻子的心情愉快,顺利地度过孕期和产期。

(1)调适夫妻关系:如果双方经商量决定要孩子,则无论从心理上、生活上,夫妻双方更应多为对方着想,尤其是丈夫对妻子应体贴、照顾,给孕妇创造一个愉快舒适的环境,让她有平和愉快的心态。家庭生活也应以孕妇为中心,以利于顺利度过孕期。因为生孩子不仅仅是妻子一个人的事,同时也是做丈夫的事,更确切地说是整个家庭的大事。

(2)解除生活顾虑:当做出要孩子的决定以后,自然要经历一个从怀孕、妊娠直到生产和哺育的全过程。这个过程要占用很多时间,从而对生活、学习和工作产生较大影响。对工薪阶层来说,夫妻俩的住房并不宽裕,收入不算丰厚,孩子的降临给生活又平添了几许压力。如果预先有所计划,认为这一切都不会给生活带来太大的压力,也就不会为要一个孩子而顾虑重重,看到孩子健康成长,压力和烦恼都会无形中减少了许多。

孕育这段时间,夫妇双方都要为未来的宝宝负起责任。关心宝宝的成长,不是从宝宝出生之后开始的,而是从怀孕之前便开始了。

(3)保持乐观情绪:未来宝宝的健康与母亲孕前和孕后的精神健

康有着密不可分的微妙关系。乐观的心态、健康的心理对未来宝宝的成长大有助益。所以,夫妇双方在决定要孩子之后,要努力调整自己的情绪,以一种积极乐观的心态面对未来,把忧愁抛在脑后,让希望充满生活中的每一天。在打算怀孕的日子里,夫妇双方要经常谈心、共同欣赏音乐,尽可能放松身心。多找些乐趣,多做一些有趣、有益的活动,尽量减轻生活所带来的心理压力,让彼此都宽心、开心、顺心、安心。要相信,如果你们整日开心快乐,就会带来一个同样开心、快乐的孩子;相反,如果你们整日愁眉苦脸,就可能会带来一个同样愁眉苦脸的孩子。

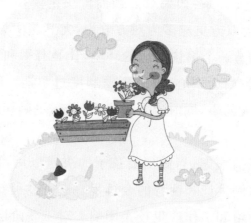

(4)排除不必要的担心:有部分孕妇由于缺乏医疗保健知识,对妊娠及分娩感到不安或恐惧,怕痛、怕手术、怕难产等,这些生理与心理上的变化,最终会使得不少怀孕妇女患上焦虑症,出现烦躁、易激动、失眠、食欲差等症状,很不利于母体和胎儿的身心健康。其实,这些顾虑都是没有必要的。不要把分娩想得那么可怕,不必为此背上思想包袱。学习和掌握一些关于妊娠、分娩和胎儿在宫内生长发育的孕育知识,了解如何才能怀孕及妊娠过程出现的某些生理现象,避免不必要的紧张和恐慌。以一种平和、自然的心境迎接怀孕和分娩的到来,以愉快、积极的态度对待孕期所发生的变化,坚信自己能够孕育一个代表未来的小生命,完成将他平安带到这个世界上的使命。

孩子是夫妻爱情的结晶,是夫妻共同生命的延续,为了夫妻间诚挚的爱,为了人类的不断繁衍,做妻子的应当有信心去承担孕育、生育的重担。有了强烈的责任感和坚定的信念,就一定能克服所遇到的一切困难,迎接小宝宝的诞生,从而体验到人类最美好的情感——母爱和父爱。

12. 孕前应做哪些心理检查

心理学专家认为,男女双方若能在婚前对照检查一下心理,看看相爱着的两个人在心理上是否相容,是否适合建立家庭,不幸的婚姻就可以大为减少或避免。那么,婚前心理检查应着重检查哪几个方面呢?

(1)看看两人的生活方式是否一样。

(2)想想自己是否能容忍对方的缺点,婚姻能否成功不取决于对他(她)的优点有多欣赏,而在于对他(她)的缺点能否容忍。

(3)考虑一下双方是否能充分满足对方的需要。男女双方结合组成家庭后,有物质的需要、性爱的需要,但更多的是心理的需要和精神的需要。所以,婚前检查不应再局限于传统的身体状况和生理功能检查,而应该增加心理、精神健康检查内容,男女双方也应主动接受婚前心理检查。这样做,不仅可以减少婚姻的盲目性,降低离婚几率,同时还将产生提高婚姻质量、促进家庭及社会和谐稳定的功效。

13. 如何看待分娩疼痛

不是疼痛造成恐惧,而是恐惧加剧疼痛。把分娩看做是一场灾难的,大多是没有自然分娩经历的女性。

分娩时的疼痛是自然的,健康孕妇是可以承受的。生宝宝是人生中一次美好的体验,是属于你和宝宝的,如果你健康,就完全能够忍受自然分娩带给你的疼痛。需要提醒准妈妈的是,不要听信某些过来人的体验。如果过来人告诉你生宝宝很容易,你会抱着这样的轻信迎接分娩,这比有思想准备还要糟糕,你会把疼痛放大一百倍一千倍,会担心你不正常或者是有意外;如果过来人告诉你生宝宝是一场灾难,不是常人所能忍受的,你会对疼痛异常敏感。这些都会使你恐惧,没有自信,不能很好地和医生配合,丧失坚持正常分娩的勇气。

对分娩的恐惧直接影响分娩的结果。明显对分娩怀有恐惧的孕妇,最终可能会采取剖宫产,分娩后较容易产生情绪困扰。疼痛是一种奇怪的现象,是一种心里感觉,越是相信自己能承受分娩的母亲,分娩时越是经历较少的疼痛。也就是说,孕妇对分娩的恐惧,不是因为害怕疼痛,而是疼痛加剧了她们对不良结局的恐惧。

14. 不同性格的准妈妈如何对待怀孕

心理学家按照性格是否稳定和是否外向两个指标,将人的性格分为四种类型——内向稳定型、内向不稳定型、外向稳定型和外向不稳定型。准备怀孕的妇女可根据自己的性格做分析,掌握心情风向标。

(1)内向不稳定型:此种性格的准妈妈最容易发生心理问题,因为她本身的情绪波动大,又不善于与别人沟通和倾诉,自己内心的焦虑和痛苦没办法以有效的方式化解掉,所以情绪不好很难调整过来。可以多参加准妈妈的聚会,多交流彼此的感受。丈夫体贴的表示和坚定的信念是让她走出阴霾的最好办法。

(2)外向不稳定型:外向不稳定型的准妈妈性格开朗活泼,喜欢与人交往,有不高兴的事喜欢倾诉。但是,情绪不稳定,波动大。因此,一旦遇到坏情绪的打扰,一定要多注意控制自己,不能任其泛滥下去,找个朋友或者一件有意思的事尽快把自己从坏心情中拯救出来。

(3)内向稳定型:这种性格的准妈妈非常棒的一点是情绪稳定,很少出现太大的波动。缺点是不太主动与别人沟通,孕期里的准妈妈情绪会比平时波动大一些,所以一个人承载会有很大的压力。可以向有经验的准妈妈探讨自己担心的问题,很可能你会发现自己特别担心的事情再正常不过了。如果遇到烦恼的事情,把平时平衡心态的"武器"拿出来,或听音乐或逛街或写日记,一定有用。

(4)外向稳定型:这种类型的准妈妈是心态最好的,性格开朗,情绪稳定,很善于调节自己。一般都不会出现太大的心理问题,即使出现问题,也能很快调整过来,有自己一套调整情绪的办法。为了让未来的宝宝更健康,更聪明,让自己快乐多一点,高兴多一些,请保持自己最亮丽的心情迎接怀孕的那一刻。

15. 女性怀孕前要做哪些准备

妈妈在怀孕前的身体越健康,怀孕的过程就会越顺利,且越有可能生出健康的宝宝。那么,当我们计划怀孕时,须做好那些准备呢?

(1)身体检查:做一次全面体检,看看自己是否身体健康、适合怀孕,超过 30 岁的妇女尤其需要在怀孕前进行一次这样的检查。

(2)摄取叶酸:想怀一个健康的宝宝,在孕前及怀孕最初 3 个月摄取丰富的叶酸是至关重要的,因为叶酸可帮助宝宝神经的发育,香蕉、橙、酪梨、绿色蔬菜、肝脏和酵母中,都含有丰富的叶酸。

(3)检查牙齿:在孕期进行牙齿手术,可能会对腹中胎儿不利。故在孕前最好能检查牙齿、补牙或拔牙、手术,都应在怀孕前进行。

(4)检查麻疹抗体:虽然麻疹不是严重的疾病,但在怀孕时患上麻疹,对腹中胎儿将有致命的影响,可导致流产或胎儿严重疾病。可在婚前健康检查中抽血检查,或是在计划怀孕前 3 个月向医生查证自己是否具有麻疹免疫能力,没有的话就要接受免疫注射。应注意,接种麻疹疫苗后,3 个月内不能受孕。

(5)减少咖啡因:咖啡、茶、巧克力、可乐或其他类似饮料均含有咖啡因,为了避免对胎儿产生不良影响,最好少喝这些饮料。

(6)其他:远离香烟、酒精,慎用药物,适度的运动。

(7)工作及生活规划:以上是做一个准妈妈该有的心理、生理、工作和生活上的准备。

16. 怀孕前需要注意的事项有哪些

在你决定要一个孩子以前,你和你的爱人应注意考虑以下事项。这些事情非常重要的——因为你们做的决定将会改变你们的一生!

(1)改善你的饮食:学会吃一些你真正需要的食物,也就是说,一天至少三餐均衡的饮食,该饮食由能提供健康身体所必需的维生素和矿物质的四大类食品构成。其中对健康孕妇最为重要的两种营养素,就是钙和叶酸。别忘了坚持喝牛奶、吃柑橘类的水果和果汁、深绿色叶子的蔬菜、坚果、豆类、带皮的谷物、强化面包和谷类。

（2）达到一个健康的体重：如果你的体重高于正常，怀孕时最好是能接近推荐体重。从选择低脂、高纤维的食物开始，除配合平衡膳食外，还要有适当的运动，使得体重以每周0.5～1.0千克的速度安全减少；如果你的体重低于正常，需要多长些肉，因为低体重的母亲有分娩低体重儿的倾向。

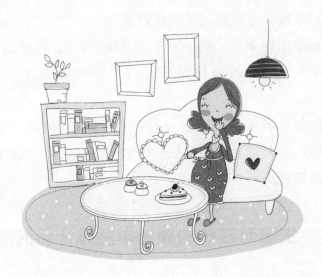

（3）开始补充维生素：健康人摄取均衡饮食时是不需要维生素补剂的。产前补充维生素是为了保证孕妇获得足够的几种重要的维生素和矿物质。其中位列第一的是叶酸——预防胎儿发育过程中神经管畸形的一种B族维生素。

（4）制订并坚持一个锻炼计划：一个好的、均衡的健身计划可以提供三方面重要的益处：耐力、力量和柔韧性，这是你应付日复一日的母亲生活的压力所需要的。至少应在怀孕前3个月开始健身，这可以使你在怀孕期更容易保持活跃的生活方式，使孕期生活更轻松度过。健身运动包括跑、走跑交替、散步、游泳、骑自行车和有氧运动。但是，其中有些运动相当激烈，不能在怀孕早期采用。所有上述的运

动,你都要缓慢地开始,不要让你的身体太疲劳。

(5)停止酗酒、吸烟和摄入毒品:酗酒、吸烟和摄入毒品与低体重儿、流产、艾滋病及产后的行动障碍有关。

(6)设法减少环境中的危害:某些工作可能对你和你的宝宝有害。如果你经常并规律地整天站着、长时间飞行、或暴露于化学或放射性物质中,你应该考虑做一些工作调整。

(7)停止使用避孕药:如果你一直用避孕药,建议你应该在停用几个月之后再怀孕。因为你的月经周期恢复到正常还需要一些时间。

(8)将你的计划从头再考虑一遍:怀孕是夫妻两人共同的事,一定要一起计划、一起准备,这样才能给宝宝美好的家,您才是个合格的准爸爸、准妈妈。

17. 生聪明孩子的最佳年龄是什么时间

从孕育的时刻开始,甚至更早就为下一代的诞生做足准备,包括戒烟、戒酒。事实上,除此之外你更应注意到夫妻双方的年龄,在适当的时机更容易生聪明健康的宝宝！男性的最佳生育年龄:30～35岁。男性精子素质在 30 岁时达高峰,然后能持续 5 年的高质量。年龄在 30～35 岁的男人所生育的后代是最优秀的。女性的最佳生育年龄:23～29 岁。这一时期女性全身发育完全成熟,卵子质量高,若怀胎生育,分娩危险小,胎儿生长发育好,早产、畸形儿和痴呆儿的发生率最低。女性在 23～29 岁之间是生育的最佳年龄段。处于此年龄段的夫妻,生活经验较为丰富,精力充沛,有能力抚育好婴幼儿。女性若过早怀孕生育,胎儿与发育中的母亲争夺营养,对母亲健康和胎儿发育都不好。

最佳生育组合：男女生育的优化年龄组合应是前者比后者大7岁左右为宜，即男性比女性大7岁左右。父亲年龄大，智力相对成熟，遗传给下一代的"密码"更多些；母亲年纪轻，生命力旺盛，会给胎儿创造一个更良好的孕育环境，所以这种"优化组合"生育的后代易出"天才"。

18. 男性哪些不良生活习惯会影响生育

医学专家们的研究结果表明，下列不良生活习惯会影响男性的生育能力。

(1)吸烟喝酒：许多男子以吸烟、喝酒为时髦，但很少有人知道这也会影响生育，因为人的生殖细胞对烟、酒中的有害物质特别敏感。每天吸烟30支以上的男性，其精子存活率只有49％，经常过量饮酒的男性，有70％的精子活力降低或发育不全。

(2)热浴过频：男性阴囊中的温度要比正常体温低1℃～1.5℃，是保持精子活力的"冷宫"，高于这个温度则精子大多死去。正常男性在43℃的热水中浸泡20分钟，不但精子活力降低，而且阻止了精子的生产，尤以桑拿浴的影响更为明显。常洗桑拿浴或热浴过频者，可能造成不育。这是许多追求舒适或减肥的人所始料未及的。

(3)噪声过度：许多人听音乐时喜欢音量大，以致噪声过度，这不仅影响听力，也会影响男性的生育能力。男性长期生活在噪声为70～80分贝的环境中，性功能趋于减弱；生活在90分贝以上的高噪声环境中，性功能发生紊乱；更高的噪声则可导致精子液化或无法射精。

(4)精神忧郁及过度疲劳：现代生活节奏快，各种竞争也非常激烈，容易使人产生紧张、恐惧、抑郁和沮丧等不良情绪。如果男性背着种种精神包袱,也可抑制内分泌功能,使神经传递及性腺激素释放受阻,从而抑制睾酮的正常产生,导致不育。

(5)偏食、挑食:生活水平的提高带来零食的增多,许多人偏食、挑食,这样会造成营养不良甚至失调,不但影响体质,而且因食物中缺少钙、磷、维生素 A 和维生素 E 等,会影响精子的质量和数量,也有可能导致不育。

(6)长期穿牛仔裤:牛仔裤因其方便、耐磨、随意、潇洒而颇受青少年的青睐。然而,长期穿着这类紧身裤,会人为地造成对阴囊与睾丸的过紧束缚,加上透气性差,局部散热减少,引起阴囊温度升高降低精子的活力。另外,这种裤子阻碍局部血液循环,尤其是不利静脉血液回流,可造成睾丸瘀血而影响"生精",可能造成不育。

(7)过多地骑自行车、摩托车、三轮车和骑马等:这往往使前列腺和其他副性腺受到慢性劳损和充血,影响它们的功能及加重慢性炎症,影响生育力。

(8)生活不检点:生活不检点的男性很可能会不育。这是生活不检点引发炎症带来的连锁反应之一。如果炎症比较严重或是急性发作,很可能会导致输精管堵塞,从而影响精子的输出,可以造成男性不育。

(9)乱服补药导致激素水平失衡:不少男性听信广告宣传,服用一些生殖保健类的补药,以期改变婚姻生活质量。要知道,滥服补药会对生殖健康构成巨大的威胁,可能会造成男性不育。

总之,有不育的男性,应对照检查一下自己的生活方式。

19. 女性哪些不良生活习惯会影响生育

近年来,女性不孕现象越来越普遍,如何预防不孕不育成为备受关注的话题。其实,导致女性不孕的原因除了病理性因素,也有很多不良生活习惯是其"罪魁祸首"。那么,导致女性不孕的不良生活习惯有哪些呢?

(1)反复人流:很多女性选择非正规医院反复人流,在手术过程中较容易感染,加之手术本身产生的细小血块及碎屑组织也易堵塞输卵管,而输卵管是非常重要的生育系统通道,若发炎后堵塞,就会发生不孕。流产的次数与发生不孕的几率成正比。

(2)长期吸烟、酗酒:烟中所含的烟碱和尼古丁会造成全身血管病变,子宫血管因此受累。女性长期吸烟容易在怀孕早期发生流产,到中期还会发生妊娠高血压综合征。此外,长期吸烟还会伤害身体的整个激素系统,影响卵巢功能,最终导致内分泌失调引起不孕症。

(3)过度疲劳、不善解压:很多女性选择的休闲方式中不少是熬夜狂欢、通宵上网、久坐打牌等,这些都会引发过度疲劳;如果长期精神压力过大又不善于自我解压,还会干扰女性内分泌,从而使卵巢功能发生异常,无法正常提供卵子,影响怀孕,那生育就无从谈起。

(4)肥胖:高脂肪、高热能饮食和坐多动少等,会导致肥胖,影响女性内分泌,可使月经紊乱,造成"孕力"下降。

(5)过度减肥和低脂饮食:脂肪与生育能力有很大关系,女性过度减肥可导致不育。因为女性的身体脂肪会把雄激素转化为雌激素,同时提供生育所需的热能,所以脂肪对女性生育能力很重要。女性过瘦起初会停止排卵,但月经继续来,再瘦下去月经就会停止。

(6)长期穿着紧身裤、束腹衣:为了追求时尚与美观,很多女性喜欢长期穿着不透气的紧身裤、牛仔裤或紧紧包裹身体的束腹衣,会带来种种隐患。紧身裤会使女性阴道长时间处于闷热潮湿环境,利于细菌滋生而引发阴道炎症;而束腹衣会使腹腔受挤压、子宫受损。这些因素都会影响女性生育能力。

20. 女性孕前如何自我保养

为了宝宝身心健康,准妈妈在怀孕前,只要注意自我保养,养成良好的生活习惯,就能生出健康可爱聪明的宝宝。

(1)神养:心情愉快,性格开朗,不仅可以增进机体的免疫力,同时还能促进身体骨骼里的骨髓造血功能旺盛起来,使得皮肤红润,面有光泽。

(2)睡养:保证有充足睡眠及充沛的精力和体力,并做到起居有时、娱乐有度、劳逸结合。准妈妈们要学会科学地生活,养成现代科学健康的生活方式,不熬夜,不偏食,不吃零食,戒烟限酒,不在月经期等特殊生理阶段同房等。

(3)动养:要经常参加体育锻炼,如健美操、跑步、散步、打球、游泳、跳舞等,可增强体力和造血功能。

(4)食养:女性日常应适当多吃些富含"造血原料"的优质蛋白质,必需的微量元素铁、铜等,适当多吃叶酸和维生素 B_{12} 等营养食物,如动物的血、鱼、虾、蛋类、豆制品、黑木耳、黑芝麻、大枣、花生以及新鲜的蔬菜、水果等。

(5)药养:贫血者应进补养血药膳。可用党参 15 克,大枣 15 枚,煎汤代茶饮;也可用麦芽糖 60 克,大枣 20 枚,加水适量煮熟食用;还可食用何首乌 20 克,枸杞子 20 克,粳米 60 克,大枣 15 枚,红糖适量,煮成的仙人粥,有补血养血的功效;贫血严重者应在医生的指导下服药。

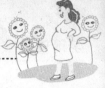

21. 女性孕前如何控制好情绪

近年来,产前出现精神问题、心理问题的女性正呈上升趋势,而其中又以白领女性为主。严重者可致产前抑郁症。故女性应从怀孕起,在心理上及时调节,做好角色转换。

女性可能比男性更耐受压力,但当工作紧张、人际关系紧张、婚姻出现问题时,女性更容易情绪波动,焦虑不安。压力持续存在或经常发生时,体内会大量产生一种叫做可的松的"焦虑激素",加重紧张感。单一种激素分泌过多打破了原有的激素平衡,导致内分泌紊乱,影响卵巢排卵能力,所以孕前情绪不稳定是优生的大敌。

怀孕原本是一件开心的事,但是接踵而至的生理和心理上的问题却会时常困扰着一些准妈妈,心里出现担心、紧张、抑郁或烦闷。这时可去做一件高兴或喜欢的事,如养花、听音乐、欣赏画册、阅读或去郊游。与好友交流,可把自己的烦恼向密友倾诉,释放心中的压力,不要把坏心情传给下一代,学会控制和安抚自己的情绪。其实只要不想那么多,分散注意力,放松心情就好了。

22. 哪些生活方式会影响生育能力

创造一个生命果真是那么简单的事情吗?不是。我们每天吃的食物、吸入的空气以及从前的性经历都可能是引起不孕症的罪魁祸首。包括一些错误的生活方式:

(1)酒精——经常饮酒的女性,如果每天超过6杯,生育能力会明显减弱。因为酒精会妨碍营养物质的吸收,仅仅1杯红酒就可能减少体内锌的含量,而锌是生育能力的基本因素。

（2）咖啡因——即使每天只喝2杯咖啡，也会在50％的程度上降低生育能力。可乐饮料具有相同的效果，因为可乐中也含有大量咖啡因。

（3）吸烟——烟草所含的尼古丁会降低荷尔蒙水平和体内镉的含量，这不仅削弱了生育能力，而且对胎儿有害；并且极有可能发生宫外孕、早产、月经周期不正常及大出血等情况。

（4）污染——不少化学物质中的毒素会破坏卵细胞，还很有可能造成激素分泌失调。

23. 女性孕前心情不好会导致不孕吗

不孕症的病因是复杂的，既可能有器质性病变，也可能是功能性障碍，有心理方面的原因。在相当一部分育龄妇女中，所重视的是器质性病变，轻视的是功能性疾病，忽略的是心理性障碍。其实，心理障碍同样可以导致不孕，同样也是疾病。

平日不用太紧张，放松心情有利于怀孕！顺其自然的比较好。如果工作或生活压力比较大，就要适当地调整放松！怀孕前多锻炼身体和补充营养。多晒太阳，阳光可改善抑郁者的症状。吃香蕉，香蕉含有一种能帮助人脑产生五羟色胺的物质，它可减少不良激素的分泌，使人安宁、快活。有时间可以观山水。青山绿水，莺歌燕舞，会将你置于美好的情境中，心情便会被"快活化"。

24. 孕前丈夫如何做好心理准备

面对怀孕这件事，有心理压力的不仅是妻子，丈夫也会有许多的心理压力。特别是丈夫，更要主动承担家务，照顾好妻子，切忌大男子主义。因为怀孕不是女性单方面的事,它是夫妻两个人共同的创作过程。作为丈夫,也必须做好足够的心理准备。首先,丈夫要从内心里渴望着妻子的怀孕,渴望着未来宝宝的来临,真诚地期待着做父亲的感觉。其次,丈夫要细心关照妻子的心理状态,注意妻子承受的压力与孕期问题。最后,也是最主要的,就是丈夫要真诚地愿意支持妻子平安度过孕期与生产。所谓"生命中不可承受之轻",沉甸甸的是生命的质量,而妻子的生育就是对丈夫的最大考验。丈夫这时候需要承担起一家之主的重任,调适好自己的心态,为备孕创造良好的心理环境。

25. 孕前女性标准体重是多少

世界卫生组织(WHO)公布的计算公式为:

体重指数(BMI)=体重(千克)/身高(米)的平方。

计算之后用下面的标准来衡量:BMI<18.5 为消瘦;

BMI 在 18.5～24.9 之间为正常,为标准体重;BMI≥25 为超重;

BMI 在 25～29.9 之间为 1 级肥胖;BMI>30～34.9 为 2 级肥胖;BMI>35～39.9 为 3 级肥胖;BMI>40 为 4 级肥胖。

体重过轻的女性,注意增加优质蛋白质和富脂食物的摄取,如鸡鸭鱼肉类、蛋类及大豆制品。

体重过重的女性,除了积极进行减肥运动外,及早请教营养医生制订合理食谱,控制热能摄取,少吃油腻及甜腻食品,争取将体重减到正常范围。体重过轻,重度肥胖都是不可取的,准备怀孕的你快点向标准体重看齐吧!

26. 为何孕前要先做好理财计划

怀孕是人生的一个特殊阶段,孕妈妈身体的变化要求充足的营养、产前产后的检查、住院费用、迎接新生命需要大量的采买置办、难以避免的务工损失等,往往造成在收入减少的同时,家庭支出增多。费用的多少只是一个方面,更重要的在于有没有充分估计到这些费用,并做好准备。否则,在需要用到费用的时候,仓促应对,会显得捉襟见肘。因为没有哪个父母甘愿在孩子的费用上打折扣。如何做到收支基本平衡,保证家庭生活质量不会降低呢? 只有在孕前做好理财准备。

很多家庭都是有了一定的经济基础后才开始"计划生育"的,怀孕、生产、养育宝贝,会有很多开支,如果在孕前就做一个理财计划,平衡一下家庭开支,就会使家庭的财务状况保持稳定,并朝着良性方向发展。

27. 如何做好生育宝宝的理财计划

决定要一个小宝宝的时候,也应先做好理财计划。相信很多妈妈都有这样的体验,俗话说"吃不穷,花不穷,计划不到就受穷"。手握财政大权的主妇,也确实应该给家里做一个"年度财政计划",并认真执行,这可关系到家里的生活质量,不能小视哟。

理财计划八要素:①预计家庭总收入。②每月的储蓄金额。③备用金。④投资计划。⑤宝宝的开支预算。⑥家里需要添置的大件物品预算。⑦每月家里的生活费用。⑧其他重要支出。

其中,第二项至第八项的资金总额不能超过第一项的金额。如果超过了,就出现了入不敷出的情况,就必须重新安排计划,直到符合这个规则为止。

28. 孕前理财的原则是什么

孕前理财计划应遵循以下 3 个原则。

(1)存钱也要有个度:生活中需要用钱的地方很多,比如宝宝长大后的教育资金、房子的贷款、自己的养老金等,都是依靠一定的储蓄来完成的。一般而言,应至少将年收入的 20% 存入银行。发了工资就赶紧把 20% 存到银行,这都是聪明人的做法。当然也不能"一口气吃成胖子",每个月将大部分收入用来投资或储蓄,日子都艰难得过不下去了,再好的计划也只能中途夭折了。

(2)备用金一分都不能少:生活中都会有一些偶然事件发生,可能需要资金来应付,所以备用金一定要纳入计划。最好用活期储蓄来安排备用金,以备不时之需。如果存成定期的,最好能分成不同的数额,这样能保证及时变现。例如,有 1 万元的应急资金,可以分成 1 000 元、2 000 元、3 000 元、4 000 元四笔,这样可以根据事情的大小取不同的金额,又不会损失更多的利息。

(3)千万不要上了透支的当:现在的很多信用卡都能透支,这样好像就多了很多可用的钱,直到还钱的时候才知道,透支其实是以高昂的还贷利息为代价的。除非万不得已,正常情况下一定要尽量避免信用透支。

29. 为什么孕前要暂时离开有害的工作环境

从事对胎儿有害职业的夫妻,尤其是女性,一定要在怀孕前 6 个

月暂时离开工作岗位。职业性或环境中的有毒物质会损伤精子或卵子,使其中的染色体发生畸变。有下列情况需暂时离开有害环境:

(1)凡是从事毒理实验室的研究人员以及接触铅、汞、苯、镉、锰、砷、有机溶剂、高分子化合物的夫妻,或患有射线病、慢性职业中毒及近期内有过急性中毒等的女性,最好在怀孕前离开工作岗位。

(2)目前有些对精子或卵子有害的职业因素还未完全明了。因此,曾有过2次不明原因自然流产的女性,准备怀孕时,最好于孕前3个月离开工作岗位。

(3)从事喷洒农药、除草剂的工作人员,由于睾丸中的精子受损,至少在70天内避免让妻子怀孕。因为受损精子需要70天左右才能从体内排除干净。

30. 如何调整孕前家居环境

对于准备结婚生子的育龄女性来说,营造一个健康家居非常重要。因为,室内环境污染及不卫生,都会影响精子或卵子的活力,导致不孕、流产或胎儿畸形,或影响胎宝贝的健康生长发育。应注意以下细节:

(1)居室空气清新:居室空气污染问题已经引起了人们的关注和重视。家庭装修、新型家具等挥发出的有毒气味会给女性及家人健康带来不利影响。装饰材料中的游离甲醛可引起妇女月经紊乱和月经异常;使用的油漆、涂料、和胶黏剂造成的苯污染容易造成胎儿发育畸形和流产;产生的放射性污染容易造成女性不孕和胎儿畸形。家居不必豪华装修,要选择无污染合格产品。装修后不要急于入住,最好通风2~3个月。必须注意室内通风,保持居室内空气清新良好。

(2)房间布局要合理:不论宽敞舒适还是狭小拥挤,最重要的是解决阳光照射和室内保温的问题。住没有阳光的屋子,孕妇和未来问世的宝宝的钙吸收就会受影响,也将影响骨骼的发育。由于没有阳光,室内阴暗潮湿,还会增加产妇的产后病,如关节炎等。另外,如果宝宝的尿布不能得到及时更换,或者长期在阴暗湿冷中换尿布,还会增加宝宝患感冒的可能。所以,保持室内阳光充足是十分重要的。冬季住房要保温,提前准备好取暖设施以及维修好房屋等。如果房屋朝向不佳,可以多到户外散步,不仅可以多沐浴阳光,还能呼吸新鲜空气。室内可以选择环保材料装饰得温馨舒适些,色彩明亮些,房间收拾得干净整洁些,家具位置摆放合适。夫妻感到精神愉悦、心情好,有利于孕育。

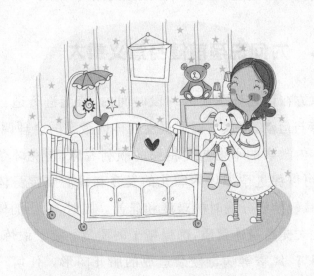

(3)温度、湿度要适宜:一般温度保持在 18℃～24℃,湿度保持在 40%～50% 为佳。因为过高或过低的温度、湿度都会引起人的情绪波动,出现烦躁不安或抑郁,间接影响卵泡成熟与排卵。这就是神经、精神因素对生育的调节,这种调节是双向的,良好的精神因素有利于生育;不良的精神因素,尤其是恶性的精神刺激均能抑制生育功能。

（4）窗帘及床上用品买回要先清洗：时常清理布艺沙发，因为布艺沙发的织物纤维更容易滞留灰尘和脏物，还容易吸潮。如果不常清洁，布艺沙发可能会滋生真菌、螨虫，污染居室环境。

（5）定期清洗空调：空调通风系统是室内空气污染的主要来源之一。要注意定期进行清洗。在每年秋季天气转凉、空调不再使用时，应按说明书把滤尘网取下来，用清水冲洗几遍后晾干。如果已连续使用3年，需由专业人员进行一次专业、系统的清洗保养。

（6）注意卫生间里的各种清洁：牙刷、毛巾放置要远离马桶。冲水时一定要盖上马桶盖。及时清除卫生间里的垃圾。

31. 为何说孕前健身意义重大

夫妻双方在计划怀孕前的一段时间内，若能进行适当而有规律的体育锻炼与运动，不仅可以促进女性体内激素的合理调配，确保怀孕时女性体内激素的平衡与受精卵的顺利着床，避免怀孕早期发生流产，而且可以促进孕妇体内胎儿的发育和日后宝宝身体的灵活程度，更可以减轻孕妇分娩时的难度和痛苦。同时，适当的体育锻炼还可以帮助丈夫提高身体素质，确保精子的质量。妻子锻炼身体，还可以抵御因感冒、风疹等病毒侵袭造成的胎儿畸形。任何一对计划怀孕的夫妻，应该进行一定时期的有规律的运动后再怀孕。晨跑、瑜伽、游泳、柔软体操、太极拳等运动形式都是良好的选择，即使每天慢跑和散步也有利于增强体质。运动可以不要求强度，但要注重坚持。夫妻双方计划怀孕前的3个月，共同进行适宜与合理的运动或相关的体育锻炼，如慢跑、柔软体操、游泳、太极拳等，可以提高各自的身体素质，为怀孕打下坚实的基础。

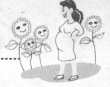

32. 孕前运动有哪些注意事项

（1）合理安排、逐步养成习惯。锻炼应以欢乐之中不觉疲劳、精神振作为佳。

（2）尊重科学，讲究方式。锻炼身体除讲究心理卫生、排除杂念、以饱满情绪全神贯注进行锻炼外，还要讲究正确的运动姿势，并根据生理和心理状态，掌握运动量。

（3）应选择平坦开阔、空气新鲜的地带进行运动，为人体提供足够的氧气。因为人在运动过程中，健身的基本途径是通过呼吸从外界摄取大量新鲜空气。可以说，选择环境是运动前的重要准备。

（4）在运动之前，要做伸臂扩胸、扭腰转体、屈膝压腿、缓步小跑等一系列准备工作，只有这样，运动后才能放松四肢。要做好调节呼吸的整理运动。剧烈运动后不要立即休息，如立即停下来休息，就可能造成血压降低，出现脑部暂时性缺血。剧烈运动后不可马上洗浴，运动后如马上洗冷水浴会因突然刺激，使血管立即收缩，血液循环阻力加大；同时，机体抵抗力降低，人就容易生病。剧烈运动后最好多吃一些含维生素 B_1 的食品，如蔬菜、肝、蛋等食物。

（5）体育锻炼贵在持之以恒。"三天打鱼，两天晒网"就会前功尽弃。

33. 孕前如何合理睡眠

（1）舒适的睡眠环境：给自己创造一个舒适的睡眠环境是十分重要的。硬一些的床垫可使身体放松；房间的温度也不宜太高，怀孕期间你的体温较平常要高出许多。所以，夏天入睡时，可适当使用风扇或空调。

(2)使用较暗淡的灯光：在卧室与卫生间内留一盏小夜灯。若是半夜起床小便，不必打开亮晃晃的灯；同时，较暗的灯光也能使身体更容易进入"睡眠"状态。

(3)不要强迫睡眠：如果实在无法入睡，那就干脆不要睡，可起床做一些转移注意力的事情，躺在床上辗转反侧，反而会烦躁紧张。通常这样放松活动1个小时左右后，可能会感到疲倦，这时候再回到床上，就能自然轻松地进入睡眠状态。

(4)运动：进行适宜而有规律的体育锻炼与运动，改善睡眠状态。

34. 为何孕前要调整好生活规律

在孕前准备中有一个至关重要的环节就是要调整好孕前的生活作息规律，使之符合正确的孕前健康自然的生活规律。按时上下班，按时起床，按时睡觉，坚持每天的体育锻炼，尽量让自己的身体状况达到最棒、最健康的状态。

如果准妈妈或准爸爸有一方的身体条件处于不健康状态，其自身的免疫力或营养不好就会造成体内的精子或卵子的质量大打折扣，也干扰了子宫的内环境而不利于受精卵着床和生长，招致流产或影响胎儿脑神经发育，所以不宜疲劳受孕，孕前应该适当休息，要有充分的身体、精神和生理方面的准备。

如果怀孕，胎儿会经过母体来辨别白天和白昼，这样准妈妈的作息习惯就非常关键，早睡早起的胎儿出生后，会比其他的小朋友表现得活泼健康。所以，从怀孕前的准备开始，孕妇就要培养本人自身优良的作息习惯。

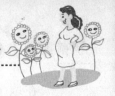

35. 孕前准备阶段如何选择避孕措施

孕前避孕方法选择应科学合理,便于日后怀孕。

(1)放置宫内避孕环:既可以避孕,也能治疗痛经、子宫内膜异位症等。只要将其放置在子宫宫腔内,就能长效避孕,且避孕成功率在90％以上,但要定期随访。有人会出现腰疼,例假拖拖拉拉等不适,适用于3~5年内不准备怀孕的女性。建议在正规医院戴环、取环,以最大限度地减少子宫穿孔、避孕环异位、带器妊娠、感染等并发症。

(2)服用短效口服避孕药:也是一种科学、优质的常规避孕方式。激素剂量很小,只要按时服用,避孕成功率可以达到99％,还可以治疗痛经、月经量多、月经不规则、经期较短、贫血等。适用于年轻妇女,尤其是没有生过孩子的女性。

(3)避孕套:有短期避孕要求和患有肝炎、滴虫和真菌性阴道炎等传染性生殖疾病的男女使用避孕套。避孕套还能降低疾病传播的风险。

36. 如何调整避孕方法

计划怀孕决定后,要调整避孕方法。如果用口服避孕药避孕的,要提前6个月停服避孕药。那是因为在停药的前几个月,卵巢的分泌功能尚未恢复正常,子宫内膜也相对薄弱,不能给受精卵提供良好的孕床。因此,至少应提前6个月停药,以代谢体内残留的药物,恢复卵巢功能和子宫内膜的周期。对避孕栓、避孕药膜等化学药物,在有了明确的怀孕计划后,一定要停止使用这种方式,以免残留的化学药物危害精子的健康。如用宫内节育器避孕的,应取出节育器。一般要在取节育器 6 个月再受孕,以彻底调整子宫内环境。在此 6 个月内需采用其他避孕方法,不妨选择避孕套、阴道隔膜这种不会损害精子和卵子的质量,并且可靠性也很高的方式作为过渡。这样,既起到避孕的效果,又可以放心地等待子宫内环境恢复到自然的状态。

37. 流产后再想怀孕应注意什么

流产其实是一种自然淘汰,是受精卵发育不正常的原因,胎儿本身就存在问题,因此流产也不要觉得可惜,不必过于保胎。

从生殖、生理角度讲,流产后机体尤其是子宫和卵巢等生殖器官都有一个恢复过程,而且大多数的流产都需要进行刮宫或吸宫术以清除宫腔内的胚胎等残留组织,以致子宫内膜组织会受到一定程度的损伤。子宫内膜是受精卵附植和发育的"床",流产后过早怀孕,内分泌功能没有得到很好恢复,子宫内膜更没有生长好,受精卵便会在"贫瘠"的子宫内膜上着床不稳,营养不好,除容易发生流产外,也不利于母子健康,因而流产后不要急于受孕怀胎。

一般来说,流产后至少 6 个月,最好是 1 年后再怀孕为好。其一无论是机体还是生殖器官经过充分的休息、调养,对受孕怀胎、母子健康以及优孕、优生都大有裨益。其二,若第一次流产是因受精卵异常或患病所致,那么,两次妊娠期相隔的时间越长,再次发生异常情况的机会也就越少。如果想要一个健康的宝宝,女性流产后应坚持科学的避孕,待一年半载后再怀孕。

38. 剖宫产后再怀孕的注意事项有哪些

(1)剖宫产后再生育,需在两年后。因为剖宫产后子宫壁的刀口在短期愈合不佳。过早怀孕，胎儿的发育使子宫不断增大，子宫壁变薄，尤其是手术刀口处是结缔组织，缺乏弹力。新鲜的瘢痕在妊娠末期或分娩过程中很容易胀破而造成腹腔大出血，甚至威胁生命。因此，再次妊娠最好是在手术2年以后较为安全。

（2）再次分娩应以剖宫产为宜。第一次剖宫产术后再孕的产妇，第二次分娩有80％做剖宫产，这比阴道分娩安全。再次剖宫产的手术时机要选择适当。过早，胎儿不易存活；过迟，易造成子宫破裂或死胎。

39. 怎样合理安排孕前生活

孕前生活节律的调适，其主要指标是要有利于夫妇双方精神饱满、畅快，身体功能活跃、旺盛，即所谓"养精蓄锐"。

良好的生活节律的形成和维持，有赖于良好的生理功能和心理状态。例如，孕前要建立一系列的生理功能保健措施，针对婚前检查所发现的有关疾患和不够理想的生理功能问题，进行治疗、调养和功能性锻炼，特别是要保持精液的正常成分和卵子成熟的质量，以及生殖器官的健康状态。如有可能，又有必要，还可以在孕前主动接受生育门诊的指导。有时为了补救身体素质的某种欠佳的状况，夫妇也可以分别坚持进行体育活动。在心理方面，主要是要注重孕前心理的调适，以形成良好的情绪状态和积极的心境。这将有助于夫妇双方克服孕前的种种不适应状态，形成愉快的心境和特定的孕前生活规律。

40. 孕前又夫如何安排好生活

为了能做到优生优育,准妈妈们早就开始做好了准备。但怀孕并不只是准妈妈一个人的事,未来宝宝的健康、聪明与否,准爸爸和准妈妈一样起决定性的作用。所以,一旦决定怀孕,准爸爸同样要在衣食住行各方面做好孕前准备,养护好自己的身体。在打算生育的一段时间内,男性要经常保持一定的运动量,工作要劳逸结合。运动时间可根据个人身体状况灵活制订,一般以每周3次以上、每次半小时以上为宜。生活中要多见阳光、多呼吸新鲜空气,这有益于男性内分泌协调。另外,要做到不偏食,多吃对身体有益的食物,保证营养均衡。什么都吃,这就是最佳的饮食调养。注意多吃花生、芝麻、鳝鱼、泥鳅、鸽子、牡蛎、麻雀、韭菜等食物,因为这些食物中富含促进生育的锌元素,并多吃猪肝、瘦肉等富含氨基酸的食物。这些食物可有助于形成优良精子。

在有生育打算的前半年内就应该做到戒烟、戒酒,戒除其他不良生活嗜好。准爸爸就要远离对孕育有害的各种放射线源,减少电脑、复印机、微波炉及手机等产品的使用频率,或者在使用时做好防辐射措施。也不要长时间在酒吧等密闭场所流连,尽量多到户外呼吸新鲜空气,加强锻炼,以提高精子的质量。

对于性生活要"顺其自然",不要为了追求所谓"持久、高质"的性生活而乱服补药。性功能确实低下的患者,也应该在有经验中医医师的指导下服药进补。

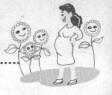

41. 孕前夫妻如何调养身体

夫妻双方在准备怀孕之前,如果先做好身体调养,不但能够增加受孕机会,也可以孕育出超优宝宝。

(1)保持正常生活作息:现代人生活形态改变,就寝时间越来越晚,甚至出现熬夜、日夜颠倒等情形。如果无法拥有正常生活作息,会影响生理功能,导致不易受孕。因此,想要怀孕的女性,应该先养成规律作息,晚上11时前就寝,将生理功能调整到最佳状态,提高受孕几率;只有避免过度劳累、生活紧张,才不会因为情绪紧绷或压力过大而降低怀孕机会。

(2)均衡摄取各类营养:计划怀孕时,女性除了做好生理功能调养之外,补充均衡营养,也能为孕育优生宝宝做准备。饮食方面,五大类营养均衡摄取,补充叶酸,帮助胎儿神经管发育;少吃腌渍食物,避免增加身体负担;有高血糖倾向的女性,含糖量较高的食物也要少吃,避免成为潜在的糖尿病患者,甚至在怀孕期间出现妊娠糖尿病;脂肪含量太高的食物如油炸食品也应尽量避免。

(3)避免处于有害环境:研究显示,如果孕妇长期处于有害物质的环境,受精卵的质量会受到影响,导致胎儿发育产生缺陷,甚至造成流产。想要怀孕的女性,应该尽量避开有害环境(如辐射区、废气排放地区);应该避免抽烟、喝酒,不对胚胎造成影响。有些药物也会对胎儿产生影响,所以如果在用药期间或停药后不久想怀孕,应该先征求妇产科医生的意见,确认近期所使用的药物并不会影响胎儿之后,才适合怀孕。

(4)测量基础体温:在正常状态下,女性的月经周期可分为滤泡期(低温期)和黄体期(高温期),分界点就是排卵。排卵之后,滤泡期会转换为黄体期,黄体素开始增加,体温升高,因此也称为高温期。透过体温的改变,女性可以掌握排卵时间。根据研究显示,受孕率最高的时间,是在女性体温升高的前两天。因此,如果长期测量基础体温,就能了解排卵的规则性,掌握最容易受孕的时间。

测量基础体温必须天天进行,最好的测量时间是在早晨起床的时候,先将基础体温计放在舌下测量并做记录,然后再将每天的体温变化连成线状图形。要特别注意测量基础体温的时间,最好都能控制在早上 6～8 时,避免因为其他因素而影响准确度。

(5)夫妻双方共同配合:超过 35 岁以上的女性,如果想怀孕,应该先到妇产科检查,了解自己的身体状况之后,再针对状况进行治疗,增加受孕几率。

怀孕需要夫妻双方的共同配合,除了确认女性排卵功能是否正常之外,男性精子的数量与活力也是关键。为了提高受孕机会,男性也应该做好生活调养,避免影响精子品质而导致受孕困难。

42. 妻子将怀孕丈夫怎么办

优生,固然与女方关系密切,然而在女方怀孕之前,男方与优生的关系同样密切。为了优生,丈夫要做到不偏食。精子的生存需要优质蛋白质,钙、锌等微量元素,精氨酸及多种维生素等,如果偏食,饮食中缺少这些营养素,精子的生成会受到影响,或许会产生一些"低质"精子。因此,在想让妻子怀孕期间,丈夫做到"样样食物我都吃"的前提下,适当多吃些富含锌、精氨酸等有利于优质精子形成的食物,如牡蛎、甲鱼、鳝鱼、河鳗、墨鱼等。

酒对精子的损害,早为人们所熟悉,烟中含有多种有害物质也会杀伤精子。在使妻子怀孕之前,要戒除烟、酒,至少应在受孕前 3 个月

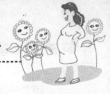

就停止喝酒和放下手中的白色的"小魔棍"。

不少化学药品,如雌激素、利舍平、氯丙嗪等均会影响精子的生存能力和使畸形精子的数目大量增加。因此,想让妻子怀孕,丈夫更不能滥用药物。科学实验证明,受损害的精子需要 70 天左右才能排除干净。从事喷洒农药、除草剂等工作的已婚男子,至少在 70 天时间内,应避免妻子怀孕。重金属铅、镉等可以破坏男子的血睾屏障,进而影响精子的生成过程;棉酚、氯丙烷、氯乙烯等工业化学品,可以影响精原细胞。在妻子受孕前,丈夫应尽可能少接触这类化学品。

丈夫还要保持良好稳定的情绪,若经常忧郁、烦恼或脾气暴躁,会使大脑皮质功能紊乱,造成神经系统、内分泌功能、睾丸生精功能以及性功能不稳定,也影响精子的产生和质量。年轻的朋友们,为了优生,还应注意选择最佳的天时(气候恶劣的环境下不宜受孕)、地利(同房的环境)、人和(夫妻双方应在最佳的精神状态下进入"角色")条件,从而孕育出一个健康、聪明、活泼、可爱的小宝宝。

43. 为何说过分的孕前准备工作有害无益

(1)过度紧张弄巧成拙:如果想孕育一个健康的宝宝,孕前准备工作一定要做好。如果由于高度紧张而造成的忧虑、郁闷、神经质等不良情绪,反而会影响到精子和卵子的质量。所以,在计划怀孕阶段,夫妻应保持感情和睦,性生活美满和谐,情绪稳定、放松。

(2)盲目进补适得其反:孕前补充营养也要因人而异,盲目进补是不可取的。身体瘦弱、贫血的女性可以多补充营养,以便增强体质。但是,如果原本就比较胖,这个时候就应该避免体重增加过快、营养过剩了。孕妇在整个怀孕期间体重增加正常在 12 千克左右,体重一旦超标对自身和胎儿都不利,容易造成巨大儿。如果孕前体重就"一发不可收拾",孕后就不容易控制了。所以,孕前应该保持饮食的均衡营养,食物的丰富新鲜;不要偏食,更不可暴饮暴食。

（3）一动不动对身体不利:孕前预防感冒是必要的,可以尽量避免出入人流量较多的公共场所。怀孕前要多休息,也是对的。但是如果因此"四体不勤",就会"捡了芝麻、丢了西瓜"。医学研究表明,孕前缺乏适量的体育锻炼不利于女性体内激素的合理调配。缺乏锻炼导致肥胖的女性,极易出现孕期糖尿病。而丈夫如果没有适当锻炼,将会影响到精子的质量。所以,为了有一个健康的身体孕育下一代,男女双方都应该有目的地进行某些运动,不要让身体感到太疲劳就可以了。

（4）辐射要适当防护:目前并没有电脑、电视对怀孕影响的确切分析,因其产生的是辐射,而辐射是无处不在的。如果工作中需要连续使用电脑 8 小时以上,夫妻可以在怀孕之前的 3 个月开始穿上防辐射的衣服。

44. 孕前 3 个月夫妇需要做什么

要想有个健康的宝宝,就一定要在怀孕前做好准备,可以按以下几点分配好时间:

（1）孕前 3 个月的准备

①如果决定怀孕,在怀孕前 3 个月就要做好准备。

②选择最佳季节受孕,每年农历的二、三、七、八月是受孕的最佳季节。

③停止口服或埋植避孕药。不能照射 X 线,不能服用病毒性感染或慢性疾病药物。

④脱离有毒物品,如农药、铅、汞、镉、麻醉剂等。

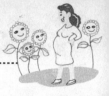

⑤夫妻都不能抽烟。

⑥调整自己的情绪,精神受到创伤或情绪波动如洞房花烛、丧失亲人、意外的工伤事故等大喜大悲之后一段时间之内不宜怀孕。

⑦进行一次妇产保健科咨询,在医生指导下服用叶酸。

⑧要有一定的经济准备。

(2)怀孕前2个月的准备

①整理你的居室环境,以方便你怀孕后的行动。

②把可能绊脚的物品重新放置,留出最大的空间。

③经常使用的物品要放在站立时方便取放的地方,清理一下床下与衣柜上的东西,调整一下厨房用品的位置。

④把晒衣架或晒衣绳适当调低,加长灯绳。

⑤在卫生间及其他易滑倒的地方加放防滑垫。在马桶附近安装扶手,使孕后期时更加方便。

⑥尽量使工作环境保持良好的通风状态。

⑦适量补充优质蛋白质。

⑧与狗、猫、鸟等宠物隔离。

(3)怀孕前1个月的准备

①这个月应该调整一下梳妆台,把美容品、化妆品暂时放在一边,留下护肤品。因为孕妇原则上只护肤不美容。选择不过敏的护肤品,以防皮肤过敏对胎儿造成伤害。

②电视、音响、电脑、微波炉、手机都会造成电磁污染,对胎儿发育极其不利。尽量少接触。

③准备至少1套孕妇服,2双平底软鞋。

④受孕时间不要选择长途出差、疲劳而归。

⑤避免月圆之夜受孕,以免产生低智或畸形儿。

45. 高龄夫妇必须了解哪些怀孕知识

现在的女性怀孕生孩子是越来越迟了,有的是因为担心丢掉现在的好工作而无奈为之,有的则想再过几年轻松的二人世界。可是,"高龄"对妈妈和宝宝的诸多危险不容忽视。

(1)适龄与高龄:超过35岁的孕妇就是"高龄"。孕妇只要超过了35岁就要进行常规的产前诊断,以高危妊娠对待。高龄生育在事实上对母亲本人和孩子都有危险,因此不提倡高龄生育。

(2)孕妇"高龄"会带来诸多危险

①"高龄"更容易流产。对于适龄产妇,流产率为12%,而高龄产妇则达到了31%。

②高龄妇女的并发症(如心脏病、高血压、糖尿病等)可能增多,会对母儿产生一定影响。而且,高龄孕妇在整个孕期更易发生妊娠并发症(如妊娠高血压综合征,妊娠期糖尿病等),容易造成复杂的高危状况。

③高龄产妇的难产率明显高于其他产妇,需要进行剖宫产、钳产等助产的几率比非高龄产妇高20%以上。

④由于产妇年龄偏大,其软产道弹性力量下降,产后子宫收缩能力减弱,很容易导致产后大出血。

⑤高龄生育在分娩后也会有不良后果。由于产妇体力不够,产后体能恢复也不及非高龄产妇,生殖道和生殖器官功能下降,同时也会产生一些并发症。

(3)孕妇"高龄"也危及到婴儿的健康

①从遗传角度说,高龄产妇所生的孩子中畸形发病率比较高,女性的原始生殖细胞在胎儿期就已经形成,如果怀孕时间过晚,卵子受

环境和污染的几率就大,并且卵巢功能也开始减退;卵子染色体容易发生老化,最终导致畸胎的发生率增高。

②由于母亲高龄,身体素质不再是最佳状态,产下的宝宝缺钙问题也比适龄产妇要严重。

(4)父亲年龄偏大同样对胎儿不利,也容易流产:流产的原因之一便是胎儿携带的遗传基因异常,遗传异常可来自父、母任一方。年龄偏大男性的精子发生遗传异常的几率远高于年轻男子。随着年龄增长男性精子发生遗传异常的频率和染色体异常的危险增加,这些异常如传递给胎儿将导致自然流产。

这些问题可能会使高龄孕妇紧张和焦虑,但是只要关爱这些高龄妊娠的女性,做好产前保健工作,一样会获得健康的孩子。

保健工作可以从孕前开始,夫妇双方决定要孩子后,应该先到医院做必要的检查,向医生进行产前保健咨询,让自身原有的病症得到控制。另外,双方一定要戒除烟、酒等不良嗜好,远离有害物质,让顺利妊娠的机会加大。一旦确定怀孕了,就应尽早到正规医院开始产前保健,日后定期到产前门诊做检查,做到早期发现、排除不同孕期可能产生的不同疾病,从医生那里获得不同孕期的饮食营养、生活起居、心理调适等方面的指导。整个孕期应保持心情的舒畅,适当的运动,尽量避免去人群密集的地方。

46. 孕前1年的备孕计划手册是什么

天下所有夫妻,都希望得到一个健康聪明的小宝贝。孕育一个健康小宝贝的起点,是开始于受精卵形成那一庄严而神圣的时刻吗?现代医学研究告诉人们,每一对夫妻应在精子和卵子结合前3~6个月,甚至1年就要做好一切孕前准备。

（1）提前1年做好体检保健：提前1年开始记录体温变化，根据体温的变化周期，可以更好地掌握自己的生理周期。提前12个月做一次全面的身体检查，包括妇科检查、血常规、尿常规、肝功、血压、口腔等；如果家里有宠物的，还要进行特殊病原体的检测（弓形虫、风疹、单纯疱疹病毒等）；另外，还有艾滋病毒的检测。如果发现患有某些妇科疾病，尤其是性传播疾病和牙周疾病应该及时治疗。提前11个月注射乙肝疫苗。

特别要注意提前看牙。牙病不仅影响准妈妈的健康，严重的还会导致胎儿发育畸形，甚至流产或早产。为什么要提前看牙？因为孕期如果出现牙周和其他牙齿疾病，不管从治疗手段，还是用药方面都会有很多禁忌。因此，应该防患于未然，在孕前清洁一下，使整个孕期都没有牙病来捣乱。

（2）提前10个月改变不良的生活习惯：开始改变不良的生活方式，实施健身计划。每天中速步行30分钟，或是每周游泳1～2次，有助顺利怀孕及分娩。戒掉烟、酒、咖啡和软饮料等对身体有刺激的东西。给自己制订一套锻炼身体的计划。多吃新鲜的水果和蔬菜，增加维生素、钙等微量元素的吸收，为受孕做好营养储备。不仅是妻子，做丈夫的也要戒烟、戒酒。因为不论是自己抽烟，还是被动地抽"二手烟"都有可能影响到下一代的"质量"。长期吸烟、喝酒的人，与不吸烟、不喝酒的人相比较，精子数量低17％左右，精子的活力低，畸形率明显增多。

（3）提前8个月注射风疹疫苗：如果在孕期感染了风疹病毒，很可能会导致胎儿畸形。所以，这个环节不能省略。提前7个月停药。在怀孕前一段时间停服有致畸作用的药物（利眠宁、安定、苯妥英钠、激素类药、抗肿瘤、抗癫痫、抗甲状腺药、降血糖之类的药），使身体有充足的时间代谢掉这些有害物质。如确实因病不能停药，也就不应

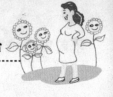

怀孕。

（4）提前6个月暂时离开有害的工作环境：从事对胎儿有害职业的夫妻，尤其是女性，一定要在怀孕前6个月暂时离开工作岗位。职业性或环境中的有毒物质会损伤精子或卵子，使其中的染色体发生畸变。提前5个月禁烟忌酒，因为烟酒可危害精子、卵细胞。同时，积极调整不正常的体重。

（5）孕前3个月开始进行营养储备：孩子出生后的体质和智力的好与坏，很大程度上取决于胎儿时期所得到的营养是否充足、均衡。因此，孕期营养极为重要。但要保证孕期营养，还须从准备怀孕的3个月前就开始积极储备。提前补充叶酸，可以预防神经管畸形儿的发生。

（6）提前1个月放松心情：放松心情有助于提高受孕率，孕育健康的宝宝。尽量不再出差、加班或者熬夜，注意饮食和营养。

47. 孕前十大注意事项指什么

（1）不要在情绪压抑时怀孕：人一旦处于焦虑、抑郁和有沉重思想负担的精神状态下，其生理功能必然有所改变，不仅会影响精子或卵子的质量，而且受孕后也会因情绪的刺激而影响母体的激素分泌，影响胎儿的生长发育。因此当小家庭发生不愉快的事情时，最好暂时避孕。

（2）不要在疲劳过度时怀孕：如新婚蜜月期及旅行途中受孕。

（3）不要在患病期间受孕：因为疾病影响体质、受精卵的质量及宫内着床环境，患病期间服用的药物可能会对精子和卵子产生不利影响，导致新生儿有缺陷。因此，夫妇双方有人患病时，要等身体康复、停药6个月以上再怀孕。

(4)不要等高龄时再怀孕:怀孕时男方超过 55 岁或女方超过 35 岁被称为高龄怀孕。怀孕期间要加强监护,因为高龄孕产妇胎儿畸形的发生率相对较高。

(5)不要在怀孕前接触放射性物质和剧毒性物质:因为生殖细胞对 X 射线和剧毒物质的反应非常敏感。妇女如果孕前照射 X 射线,特别是腹部照射过 X 射线,需要等 4 周后怀孕才比较安全。

(6)初冬至初春不宜怀孕:因早孕阶段最怕病毒感染,一旦孕妇感染病毒,畸胎率会显著增高。而冬、春是病毒多发及传播的季节,所以初冬至初春时期不宜怀孕。

(7)孕前不要吸烟喝酒:烟中的尼古丁和酒中的乙醇可以损害精细胞和卵细胞。经常吸烟、饮酒的妇女,最好等戒掉烟酒 2～3 个月后再怀孕。丈夫在妻子怀孕前 1 个月最好也戒掉烟酒。

(8)孕前不要养猫、狗等宠物:猫、狗等宠物可能使妇女感染上各种病菌,如弓形虫感染,可直接传染给胎儿,使胎儿畸形。因此,孕前不要养猫、狗等宠物。

(9)不要在停用避孕药后立即怀孕:至少在停药 3 个月后才怀孕,最好是停药 6 个月后再怀孕;放置避孕环的妇女在取环后,应等来过 2～3 次正常月经后再怀孕,这样可以使子宫内膜和排卵功能有一个恢复适应的过程,以利于受精卵生长发育。

(10)不要在早产、流产和葡萄胎刮宫手术后立即受孕:妇女在早产、流产后子宫内膜受到创伤,如果立即受孕容易再度流产而形成习惯性流产,所以首次流产或早产后至少要过 6 个月后再受孕。葡萄胎手术治疗后,原已隐蔽在静脉丛中的滋养层细胞,经过一段时间后(多在 1～2 年),可重新活跃甚至发生恶性变化。因此,对葡萄胎手术后的患者,为防止其发展成恶性葡萄胎或绒毛膜上皮癌,至少要定期随访 2 年,在这段时间内不能受孕。

三、孕前健康准备

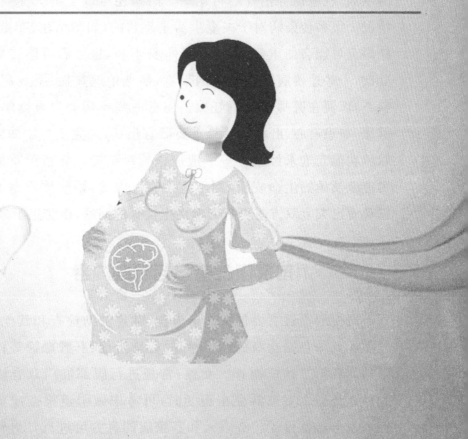

1. 婚前体检很重要吗

　　婚前体检是结婚所必须履行的手续,也是夫妻双方婚后生活和谐幸福的保障。很多人对自己的身体认识不清,婚检可以了解生殖器发育是否正常。如果出现生殖系统发育障碍,婚后可能会影响性生活,应该及时矫治。对于男性,则可以了解生殖功能是否正常。如果生殖器官出现念珠菌、滴虫、衣原体、支原体、尖锐湿疣、淋病、梅毒等疾病,就应该等治疗后再结婚。婚检还可以了解夫妻双方的健康情况。很多传染病对于夫妻生活是不利的,如肺结核、艾滋病、乙肝,结婚有可能会加重病情,对患者本身不利,也极有可能传染给配偶。其次,一些遗传病隐性基因携带者,如地中海贫血、蚕豆病应做常规检查,以便在医师指导下妊娠。还有一些疾病会严重影响下一代的健康,如患有心、肝、肺、肾等重要器官疾病,未完全控制的糖尿病,甲状腺功能亢进未经治疗等一般应该暂缓结婚。病情严重的,妊娠后可能危及孕妇生命安全,则不宜生育。因此,婚前体检是重要的,可以检查出夫妻双方是否有影响优生优育的问题,以防患于未然。

2. 婚前健康检查包括哪些内容

　　婚检的项目主要包括体格检查、常规辅助检查和其他特殊检查三项。其中包括全身的体格检查、心肺听诊、肝脾触诊等;重点检查生殖器和第二性征检查。女性:常规进行腹部肛门双合诊检查,如经肛查怀疑内生殖器存在病变时,可考虑做阴道检查或窥视阴道,但事先务必征得受检查本人和其家属同意方可进行。男性:检查是否包皮过长,有无包茎,包皮龟头炎症,阴茎硬结,尿道上裂、下裂及异位,小阴茎,无阴茎等。阴囊病变如无睾症、隐睾症、睾丸过小、精索静脉曲张、鞘膜积液、附睾结节等;尿道口有炎症怀疑其为淋病者亦可取分泌物化验。前列腺、精囊可通过直肠指诊检查。测量睾丸大小和硬度对生育力的估价有着重要意义。正常睾丸容积多为12～27毫升,小于10毫升则提示睾丸功能不佳。质软而小的睾丸常伴有生精功能不良。辅助检查包括:梅毒筛查、乙肝表面抗原检测、谷丙转氨酶、血常规、尿常规、胸部透视及女性阴道分泌物、滴虫、真菌的检查。

婚检选择做精液分析,应在检查前5～7天内最好不要有性生活,这样检查结果比较准确。女性要尽量避免月经期去婚检。婚检通常一个上午就能完成,2～3天后就能拿到结果。

3. 什么情况下可以结婚但不宜生育

有些遗传病的患者可以结婚,但是为了防止把遗传病传给后代,所以不宜生育。

(1)男女任何一方患有某种严重的常染色体显性遗传性疾病:如强直性肌营养不良、软骨发育不全、成骨发育不全、脊髓小脑性共济失调、马凡氏综合征,以及遗传性致盲性眼病如视网膜母细胞瘤、显性遗传型双侧先天性小眼球等。因为这些疾病遗传风险较高,且目前还没有有效的治疗和预防方法。如成骨发育不全,俗称"玻璃人",这是一种主要累及骨骼、肌腱、筋膜、韧带、牙本质和巩膜等的疾病。其典型特征为骨骼脆性增加,极易发生骨折,故又称"脆骨病"。它属于常染色体显性遗传病,夫妻任何一方患病,子女都有50%的发病风险,而且对女性患者而言,怀孕本身就是高危情况,可能出现流产、死胎、畸胎,甚至危及孕妇生命,因此是不宜生育的。

（2）夫妻双方均患有相同的严重隐性遗传病：如全身白化病、垂体性侏儒症、小头畸形、苯丙酮尿症、肝豆状核变性等。

（3）男女一方患有严重的多基因遗传病：如精神分裂症、躁狂抑郁症，多为高发家系。高发家系是指除患者本人外，其父母或兄弟姐妹中有一人或更多人患同样的遗传疾病。

以上人群可以结婚但不宜生育。

4. 为什么要做孕前检查

孕前检查是指夫妻准备生育之前到医院进行身体检查，以保证生育出健康的婴儿，从而实现优生。孕前医学检查和保健指导，可以使夫妻双方明确目前的身体状况是否适合妊娠、生活习惯应做哪些调整，并对影响宝宝健康的不良因素进行孕前干预。孕前检查中，女性主要是进行病毒筛查、细菌微生物的培养和病毒抗体的检测等，男性主要检查精液和生殖系统疾病。

做过婚前体检的人还需要做孕前保健么？当然需要。孕前体检和婚前体检在内容上有一些相近，但重点不同。特别是做过婚前体检有一段时间的人或已经结婚有一些时候了，工作环境、生活习惯、身体和心理状况可能发生了很多变化，在准备怀孕的时候，进行孕前检查是很有必要的。

5. 对孕前检查有哪些错误认识

（1）有产前检查，孕前检查没必要：在所有的孕妇意识到自己当妈妈了的时候，小胎儿们都已经至少悄悄地发育了1个多月了。有出生缺陷也够时间形成了，这时再补救根本来不及。防范工作必须从

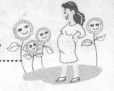

考虑卵子和精子的质量以及孕育胎儿的母体环境开始。

(2)婚检过了,怀孕前不需要检查了:首先,孕检可以涵盖婚检的内容,但有些内容婚检是没有的。例如,女性巨细胞病毒感染,男性染色体平衡异位,这些在婚检中是没有的。另外,很多新婚夫妇婚后没有马上要小孩,即使婚检正常,但是到妻子怀孕时夫妻俩的健康状况可能已有变化。

(3)孕检只是有遗传病或流产过的人的事情:实际上有必要做孕检的是下列重点人群。

①未做过婚检的。

②夫妇双方或一方有遗传病史、有家族遗传病史、有慢性疾病、有传染病。

③女方年龄≥30岁。

④有不良产史,如习惯性流产、死胎、死产、产下智力低下儿。

⑤未接种过乙肝疫苗的夫妇。

⑥夫妇双方工作生活中接触不良因素,如接触放射性物质、化学农药、有害环境等。

⑦有不良生活习惯,如长期吸烟、酗酒、药物成瘾、偏食等。

⑧饲养宠物者。

由此可见,进行孕前优生检测非常重要,可以有效地减少出生缺陷。

6. 丈夫也需要孕前健康检查吗

不少人把孕前检查看做是女方的专利,认为男方只要在准备怀孕期间戒烟、戒酒即可,没有必要检查,尤其是做过婚检的准爸爸更是不用担心。事实并非如此,备孕不只是女人才有的专利,男性同样要孕检。准备怀孕前男方应提前3个月做相关检查。

孕前检查对于男性主要包括三方面：生育能力的检测、传染病的检查、家族遗传疾病的排查。首先，要看男方的性功能是否正常，比如是否存在勃起功能障碍等。其次，检查精子质量，可以提前预知精液是否有活力或是否少精、弱精。如果精子活力不够，则要从营养上补充；如果出现少精症，男性则要戒除不良卫生习惯，如不吸烟不酗酒、不穿过紧的内裤等；如果是无精症，则要分析原因，决定是否采用辅助生殖技术。

医生还会详细询问体检者的职业、生活环境、本人及家人以往的健康状况等，然后综合评估这些因素并提出相应的建议，并告之在何种情况下容易受孕，怀孕对疾病、疾病对怀孕相互可能产生的影响等。

生育是男女双方的事情，尽管准妈妈要承担更多的生育责任，但是，想有一个健康的宝宝，准爸爸、准妈妈共同做一个全面的检查非常必要。

7. 为什么说健康是优孕优生优育的前提

优生是优育的前提，优孕又是优生的前提，而健康的体魄必然是"好好怀孕"的前提。因为健康婴儿的形成要求有优质的胚胎和一个能够保证胚胎正常发育的环境，就像农民要获得好的收成，不仅需要精选种子，而且还要有肥沃的土地。而优质的胚胎需要优质的精子和卵子，还需要精心准备孕育胚胎的"肥沃的土地"，那就是健康的母体。

当今时代，存在着沉重的工作压力，严重的环境污染，人类的自身衰退，普遍的亚健康状态。想要孩子的时候难以怀孕，怀上孩子的时候难以保胎,保住了胎儿却难以自然分娩,终于分娩了却没有奶水。所以,孕前健康状况是优孕优生优育的保障。

8. 为什么怀孕前要检查血铅

计划中的宝宝健康和妈妈血液中的铅含量密切相关,一旦进入孕期,母体内的血铅能够很容易地通过胎盘进入胎儿血液中。在怀孕的前3个月查血铅水平,如已超标要及时通过改变生活方式和饮食调整治疗,如不吃或少吃高铅的食品,如松花蛋、老式爆米花,少喝易拉罐饮料。多吃奶制品等富含钙的食品,多吃瘦肉、黑芝麻等富含铁食物,多吃肉类、海产品、坚果、粗粮等富含锌的食物。海带中的碘质和海藻酸能促进铅的排出;大蒜和洋葱头中的硫化物能化解铅的毒性作用,它们都堪称驱铅食品。绿茶中含有茶多酚,可以促进有毒物质包括铅的排出。

如果孕妈妈血铅超标,将可能导致流产、早产、胎膜早破、死胎,儿童血铅超标将会影响儿童的智商发育。所以,应待血铅恢复到安全水平后再要孩子,以保证生个优质的宝宝。

9. 孕前检查与出生缺陷有什么关系

出生缺陷发生率近年来一直居高不下,其中环境污染、诱变因素增多是导致基因突变频率增高、遗传病增多的一个重要原因。因此,预防出生缺陷重点在孕前。

通过婚前保健咨询、婚前医学检查、产前筛查和诊断,建立起出生缺陷三级监测网络,常见的出生缺陷可以避免发生;即使不能避免,也可以使其发生大大减少,或是及早发现肚子里的孩子有缺陷,不让这样的孩子出生。很多夫妻为避免出生缺陷，重视婚前检查和产前筛查，却忽略了孕前的咨询和检查。事实上，等到怀孕后才做检查，为时已晚。因为胚胎发育的第三周至第八周是细胞强度分化期，对大部分致畸因子高度敏感，而通常孕妇发觉怀孕进行首次产前检查时已经过了这一时期。与其产前筛查出现问题，不如在孕前做好充分的咨询和检查，防患于未然。

妇女孕前为避免出生缺陷须服用叶酸增补剂或强化叶酸食品、确保妇女孕前接种风疹疫苗、确保妇女孕前检查与治疗生殖道感染和某些严重慢性疾病、禁止近亲结婚、妇女孕期不吸烟或饮酒、避免妇女孕期接触农药或有毒有害物质以及进行新生儿遗传代谢病早期筛查等。如果通过孕前检查咨询能将这些干预出生缺陷和残疾的措施落实，出生缺陷和残疾将大大减少。

10. 孕前为何要查染色体

导致胎儿染色体异常的原因主要有两种：一种是环境中的致畸胎因素，如放射线、病毒和某些药物等；另一种是胎儿父母的一方或双方染色体异常。这些染色体异常的父母，外表并没有发育缺陷，但其基因如果遗传给后代，就会导致染色体异常的胎儿及许多疾病的发生。染色体异常的携带者相当多，大约每 250 对夫妇中就有 1 例。一般情况下，孕妇年龄越大，孕育染色体异常胎儿的风险越高；孕周越早，发现和诊断染色体异常胎儿的机会越大。虽然目前还没有找到治疗这种病症的办法，但现代医学已有多种检查方法，可早期筛查。此外，还可通过常规的婚前、孕前、产前染色体检查发现。因此，青年男女结婚前应做婚检和染色体检查，已结婚准备怀孕的或有过不良生育史的，最好做染色体检查。

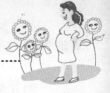

11. 职场女性孕前如何防辐射

防辐射是女性从备孕开始就特别关心的问题。如果工作环境中电脑数量不多的话,应该没有什么大问题。但是对于从事 IT 业或是电视台等需要频繁、大量接触电子仪器的准妈妈来说,办公室内经常会有几十台,甚至上百台电脑。辐射量过大的结果,可能会对胎宝宝产生一定的不良影响。

在孕早期(前 3 个月)避免长时间(每周 40 小时以上)接触使用电脑,必须使用时,可每工作 1 小时,起身到室外或窗口活动呼吸新鲜空气 10 分钟,穿戴防辐射的衣物也是可以选择的办法之一。防辐射措施越早越好,因为得知自己怀孕时,其实胚胎已经形成了。

另外,有很多家居用品也会产生辐射,包括冰箱、微波炉、电视机等。有些白领女性在工作之余,回到家还要使用电脑。医生建议使用电脑的时间,一天不宜超过 4 小时。

同时要避免疲劳和过度紧张,保持愉快的心情,不要担忧。加强户外活动,注意锻炼身体。

12. 孕前为什么不宜接触宠物

现在很多年轻女性都喜欢养猫养狗,但准备怀孕的妇女不宜与猫、狗、鸟等宠物亲密接触,以预防弓形虫病。

弓形虫病是由弓形虫原虫所引起的一种人畜共患的寄生虫病,与妊娠关系密切。母亲在妊娠期受到弓形虫感染后,不论是显性或隐性感染,均可通过胎盘感染胎儿,直接影响胎儿发育。弓形虫感染对怀孕 3 个月以内的孕妇及胎儿会有一定影响。虽然感染后致流产、胎儿畸形的几率并不高,一般在 15％ 左右,但会给孕妇带来很大痛苦。弓形虫感染对胎儿的危害:怀孕最初 3 个月发生先天性感染,产生严重损害者,出现流产、死胎或新生儿疾病,或者出生后有眼、脑或肝脏的病变或畸形,如视网膜脉络膜炎、白内障、脑内钙化、脑积水、小头畸形、智力障碍、黄疸和肝、脾大。准备怀孕的妇女应该远离上述宠物;同时应该在怀孕前进行一次弓形虫检测。

13. 孕前为什么要进行口腔检查

由于患有牙龈炎和牙周病会增加早产、低出生体重儿等发生,所以目前很重视孕期口腔保健,建议有条件者孕前进行口腔疾病检查,发现问题及时进行治疗。

孕妇为何易患牙龈病呢?其原因有以下几点:

(1)孕妇怀孕后体内的激素水平增高,而牙龈细胞中含特异性的雌激素和睾酮受体,牙龈就成为一些性激素的靶器官。尤其是黄体酮水平上升很高,会使牙龈中血管增生,血管的通透性增强,容易诱发牙龈炎。在孕前就患有牙龈炎或牙周炎的女性,怀孕后炎症会更加严重,牙龈会出现增生、肿胀,出血显著,个别的牙龈还会增生至肿瘤状,极容易出血,严重时还会妨碍进食。其他牙周问题,如牙周炎、牙齿松动、牙周脓肿等也比非孕期容易发生。

(2)孕妇缺钙。因为胎儿及母乳的钙来源于母亲,孕、产妇在大量钙流失的情况下,牙齿更容易受菌斑及外界因素的影响而患牙病,会出现多个牙齿的龋坏,甚至发展成牙髓炎或根尖炎。

(3)一般来说,孕期妇女机体免疫功能相对较低,口腔病菌会乘虚而入,易造成牙周炎症。

因此,孕前检查、治疗及口腔保健就显得格外重要。准备怀孕的妈妈最好在孕前 6 个月进行 1 次全面的口腔检查。坚持早晚刷牙、饭后漱口等。孕前口腔检查包括：是否患有龋齿、牙龈炎、牙结石、无法保留的牙残根、反复发炎的阻生牙、不良修复体等口腔问题，去除牙菌斑，消除牙龈炎症。

14. 哪些情况下不宜怀孕

孕前准备要充分，有下列情况更不可怀孕了。

（1）不要在情绪压抑时受孕：人一旦处于焦虑、抑郁或有沉重思想负担的精神状态下，不仅会影响精子或卵子的质量，即使受孕，还会因不良情绪的刺激而影响母体的激素分泌，使胎儿不安、躁动，影响生长发育甚至于发生流产。因此，发生不愉快的事情时，最好暂时避免受孕。

（2）不要有太大的压力：若想孕育一个健康宝宝，孕前应改变不良生活习惯，尽量不要熬夜，注意饮食均衡，注意平日的用药习惯，改变工作性质（调换压力较小的工作）。

（3）不要在蜜月时受孕：由于在新婚前后男女双方为操办婚事和进行应酬而奔走劳累，体力超负荷消耗，降低了精子和卵子的质量，再加之新婚蜜月时性生活频繁，也会影响精子和卵子在子宫里着床，降低胎卵质量，从而不利于优生。

（4）不要在旅行途中受孕：由于在旅行途中生活起居没有规律，居无定所，睡眠不足，饮食失调，营养不足，加上旅游过程中过度疲劳和旅途颠簸，可影响胎儿生长或引起受孕子宫收缩，导致流产或先兆流产。

（5）不要在患病期间受孕：因为疾病会影响体质和受精卵的质量及宫内着床环境，患病期间服用的药物也可能对精子和卵子产生不利的影响。因此,如夫妇双方有一方患急性病时,需等身体康复并停药后再考虑受孕。

(6)不要高龄受孕:35 岁以上妇女发生染色体畸变而导致畸形胎儿的比例随着年龄的增加而呈增高的趋势。

(7)不要在停用避孕药后立即受孕:避孕药具有抑制排卵、干扰子宫内膜受精卵着床环境的作用。长期口服避孕药的妇女,应在停药至少 2 个月后才可受孕。放置避孕环的妇女,在取环后应等来过2~3 次正常月经后再受孕。这样,可使子宫内膜和排卵功能有一个恢复适应的过程,有利于受精卵的生长发育。

(8)不要接触放射性物质和剧毒性物质:因为生殖细胞对 X 射线和剧毒物质的反应非常敏感。妇女如果照射 X 射线,特别是腹部经过照射,需要等 4 周后才可受孕。如果曾反复接触农药和有毒化学品,在完全脱离上述环境后 1 个月以上受孕较为妥当。

(9)不要在早产、流产后立即受孕:妇女在早产、流产后子宫内膜受到创伤,立即受孕容易再度流产而形成习惯性流产。所以,首次流产或早产后至少要过 6 个月后再受孕,让子宫内环境有一个完全恢复的过程。

(10)不要吸烟喝酒:烟中的尼古丁和酒中的乙醇可损害精细胞和卵细胞,经常吸烟、饮酒的妇女,最好等戒掉烟酒 2~3 个月后再受孕。丈夫在妻子受孕前 1 个月最好也戒掉烟酒。

(11)不要在炎热和严寒季节受孕:怀孕早期正是胎儿的大脑皮质初步形成的阶段,若天气炎热,会影响人的食欲,导致蛋白质摄入量减少,机体消耗量大,影响胎儿大脑的发育。而在严寒季节受孕的话,孕妇多在室内活动,新鲜空气少,接触呼吸道病毒的机会增多,容易感冒而损害胎儿。

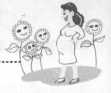

15. 哪些慢性疾病需暂缓怀孕

有些病会遗传，自然要想办法控制；有些病，虽未必遗传，却可能给妈妈和胎儿带来危险。因此，为了让小宝宝有一个最好的生存环境，妈妈在孕前控制好慢性病可不能马虎。

慢性高血压患者应将血压控制后再怀孕，同时还应注意孕前和孕期选用对胎儿相对安全的降压药物。血管紧张素转换酶抑制剂类降压药物应在孕前停用。糖尿病患者在孕前应将血糖控制到正常范围再怀孕，以减少高血糖对胎儿的近、远期影响。

甲状腺功能亢进患者首先控制病情，待病情控制稳定后再怀孕，孕期可以继续服用丙硫氧嘧啶等治疗甲状腺功能亢进的药物。甲状腺功能低下的患者孕前及孕期均要继续服用甲状腺素，把甲状腺功能保持在正常范围。

总之，有慢性病的患者在病情控制稳定后才可以怀孕，但怀孕期仍要严密监测病情变化，必要时调整药物剂量。

不仅患有慢性疾病的女性要等待最佳时机怀孕，吸烟、饮酒者及工作中大量接触有毒化学物质或相关物理因素的女性也要缓期再孕。

16. 孕前为何要查甲状腺功能

甲状腺的职责是制造甲状腺激素，帮助组织和器官里的每个细胞发挥作用，一旦甲状腺功能减退就会使身体的各项功能减缓。由于甲减的发生往往很隐匿，不易早期发现，故很容易延误治疗。

如果准妈妈在怀孕的时候处于甲状腺功能减退症的亚临床状

态,胎儿的智力会受到影响,智商会降低 9～10。如果在妊娠期间,不能得到早期诊断和及时治疗,不但会造成流产、早产、围生期胎儿死亡等不良事件,还会影响到后代的智商发育。

因此,在怀孕前 8 周,准妈妈就应该把自己的甲状腺水平调整到正常。

17. 孕前需要接种的疫苗有哪些

要知道,一旦怀孕,妈妈的身体就不只是自己的了,生病、吃药都会关系到肚子里宝宝的健康。所以,孕前就应该给身体筑起一道防护墙。

预防疾病最简单有效的一种方式就是接种疫苗。一般来说,准备怀孕时最好能接种风疹疫苗、乙肝免疫和流感疫苗。

风疹疫苗最好在怀孕前 3 个月接种,也就是接种后过 3 个月再怀孕,因为风疹疫苗本身会对胎儿有不好的影响。幼儿园教师或儿科护士等,经常要跟小朋友们接触,受到风疹病毒感染的机会也更多,必须在准备怀孕前检测有无风疹病毒抗体,如果没有,就要打疫苗。注射了风疹疫苗,98％左右的孕妇可以不得风疹,而且终身都不会得。

乙肝疫苗一般应注射 3 针,第一针注射后应该分别在第二和第六个月注射第二针和第三针,因此乙肝疫苗接种后最好过 9 个月再怀孕。注射了乙肝疫苗后,95％以上的孕妇可以不得乙肝。

此外,孕前还可以安全接种流感疫苗,尤其在流感高发季节。

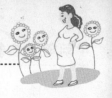

18. 孕前调理须注意哪些细节

孕前的准备工作是每对夫妻必不可少的一项工作。除了基本的孕前调理外，对生活中一些细节的把握，也有助于孕前女性更好地调理身体。

(1)孕前仍然使用化妆品：很多女性有化妆的习惯，尤其是每天使用隔离霜或粉底，或使用美白祛斑霜等含铅的化妆品。

美白效果越好的化妆品含铅量越高，如果女性体内含铅量多，必然造成未来怀孕后宝宝患各种疾病，如多动、智力底下、贫血等。所以，从孕前开始，女性最好少用这些含铅化妆品，保持基本的皮肤清洁就可以了。

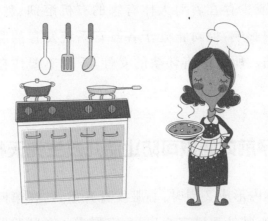

(2)炒菜用加碘盐要掌握好时机：我们炒菜时用的是加碘盐，可为什么还缺碘呢？虽然大家炒菜都是用碘盐，以为可以补碘，但很多人都习惯在炒菜过程中就放碘盐。这种做法很容易导致碘挥发，看似补了碘，实则没起到补碘的作用。正确的做法是：在菜炒熟后再放碘盐,这样碘不会挥发。

女性一旦怀孕,很容易缺碘。调查显示,轻度缺碘的孕妇有30％左右,约5％为重度缺碘,而重度缺碘就会导致流产。所以,补碘从怀孕前就要开始,平时也可多吃些海产品补碘。

(3)饮食上依然爱吃什么吃什么:孕前6个月开始,女性要开始忌口了,不能爱吃什么就吃什么了。例如,应该放弃女性钟爱的火锅、烧烤。因为大多数的牛、羊体内有可能寄生着弓形虫,但人们并不能用肉眼看见。如果在吃火锅时,只是把鲜嫩的肉片放到汤中稍稍一烫即进食,这种短暂的加热并不能杀死寄生在肉片细胞内的弓形虫虫卵,幼虫可穿过肠壁随血液扩散至全身。

(4)住在刚装修好的房子里:买新房、装修、怀孕、生子,听起来非常完美的流程,其实并不妥当。因为新装修的房间中的一些装饰材料、新家具或多或少存在着对人体有害的有机溶剂、黏合剂等,对成人可能没有大的影响,但对正处于各器官系统发育的胎儿却可能造成不可逆的损伤。所以即将怀孕的女性,千万不要住在刚刚装修好的房间里。

19. 孕前如何做可防止胎儿发生先天性心脏病

胚胎在母体内形成2周时,心脏发育开始,约在第四周即有循环作用,到第八周心脏外表已有心房、心室形成。在胚胎发育的这个关键时期,任何影响心脏发育的内在或外在因素都能使心脏某一部分发育障碍,从而形成各种类型先天性心脏病。

孕期最初3个月是胎儿心脏形成的关键时期,若此时感染流感、风疹、腮腺炎等病毒,接触X射线、同位素、放射性元素等放射性物质,或服用致畸药物,过度饮酒或缺乏某些营养素等,都有可能影响胎儿心脏发育,导致先心病。孕前做好以下几点,可有效防止或减少先天性心脏病的发生。

(1)孕前应适当增加营养,加强体育锻炼,以增强抗病能力。

(2)长期接触放射线或接受放射线治疗者,要在脱离放射线6个月后再妊娠。

(3)经常接触各种农药、化学药物的女性应加强防护措施。

(4)不用或少用磺胺和激素类药物,不用含激素的化妆品。

遗传也是先天性心脏病产生的重要因素之一,染色体或基因畸变可致心脏发育畸形,有家族性先天性心脏病病史者要进行染色体检查。

所以,预防小儿先天性心脏病应从孕前及孕期开始。

20. 哪些运动方式可提高女性孕力

哪些运动方式可提高女性孕力?以下5种运动方法都是保持孕力的方式。可以选择其中的一种或多种循序渐进开始锻炼,这样健康孕力指数将得到很好地保持。

(1)走路:这是一种最简单却很有效果的方法,人人都能做到。走路作为一种运动方式,对孕力的保持和提高非常有益。因为走路不是很激烈的运动,受伤的机会也很小,还可以增强心肺功能,加速血液循环,非常适合女性。

(2)慢跑:慢跑的主要功效和走路其实是一样的,但是强度要大于走路,更能够有效地增加腿部的肌肉耐力。

(3)游泳:游泳可能是一种最好的方法。在水中的时候因为有浮力反作用于重力,关节很放松,整个人和情绪也都很放松,不会僵硬,这样运动伤害的几率会很小。游泳是一种全身均衡的运动,女性在分娩过程中同样也需要协调身体各部分肌肉的能力,才能顺利生产。因此,几种不同泳姿的变换,持之以恒的锻炼方式,都能最大限度地增加身体的协调性。

(4)瑜伽:瑜伽的重点在锻炼身心的平衡,所以进行瑜伽的练习可以消除浮躁紧张的情绪。其次,练习瑜伽可以增强肌肉的张力,增强身体的平衡感,提高整个肌肉组织的柔韧度和灵活度。同时,刺激控制激素分泌的腺体,加速血液循环。另外,瑜伽还能够很好地控制呼吸。练习瑜伽的过程就是对内部器官的按摩过程,同样是一种对女性孕力非常有益的运动方式,适合身心都想保持年轻、活力的女性。

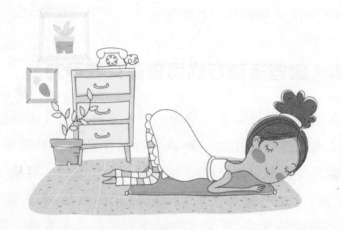

(5)普拉提:Pilatess是适合任何年龄段女性进行的运动方式,特别是那些缺少运动、长时间与电脑打交道的朝九晚五上班族。另外,Pilates对腰、腹的锻炼作用是非常明显的,而塑造好结实的腰、腹肌肉组群对女性日后的怀孕和生产都十分重要。在怀孕前练习 Pilates的女性,自然分娩率明显提高。因为常常做这项运动的女性的腰、腹肌肉更坚强。

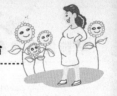

21. 白领女性如何提高孕力

一个女性白领的工作、生活压力是可想而知的,殊不知,烦躁、焦虑、懊恼会在不知不觉中影响孕力。如果现在不注意保护,有一天想孕育宝宝的时候,也许就不那么容易了。现在就应开始行动,改善自己的身体环境。

(1)运动,坚持运动:运动并不仅限于健身房,室外随时随地的有氧运动更有助于孕力的保持和提高。

快走、慢跑、游泳、瑜伽是最佳运动,能提高身体柔韧度,增强身体平衡感,且对身体内部器官有按摩的过程。坚持运动,会使人更加年轻有活力,更重要的是增强免疫力。

(2)吃提高卵子活力的食物:精子和卵子处于高活力状态,有利于形成优质的受精卵,增强孕育能力,更有助于生出健康聪慧的孩子。白领女性要有意识地多吃一些富锌食物(如豆类、花生、小米、萝卜、大白菜、牡蛎、牛肉、鸡肝、蛋类、猪肉),有助于提高卵子活力。

(3)心情愉悦,随时调节压力:女性经常情绪波动,容易导致体内激素改变,出现月经不正常、内分泌失调等症状,从而更导致心理压力沉重,对人际关系敏感、焦虑、抑郁、偏执,长此以往,受孕能力就会变低,甚至导致不孕。要学会乐观对待荣辱,随时消除自己的不良情绪。一旦产生心理障碍,要积极进行心理疏导或心理治疗。

(4)享受性爱快乐:规律的性生活不仅能够使男女双方更浓情蜜意,而且能够增加阴道和子宫颈的分泌物,这些分泌物可以充当精子的护驾使者和开路先锋,为精子存活创造更好的条件,这正是受孕的最理想条件。

(5)注意改善生活细节:保护孕力,女白领也要从生活细节上进行一些调整和改善,少穿紧身衣,以防子宫内膜异位;少穿高跟鞋,以防子宫位前倾,骨盆腔异位;保持阴道清洁,但不能过度冲洗,避免破坏阴道环境,发生妇科炎症。

22. 为何白领难孕

长期加班出差、生活无规律的白领,要想有一个健康的宝宝,就更要让身体、心理有充分准备。为此,专家指出必须改变五大影响生育的习惯。

(1)改变手机放裤兜的习惯:多数男性都是把手机放在裤兜或者别在腰间。专家指出,将手机长期放在裤兜使睾丸容易受到电磁波的辐射,影响精子的运动能力,从而会影响精子的数量。

(2)避免开车久坐:长期开车或者久坐不动会压迫盆腔供血不足,血氧量减少,就使能量、营养物质减少,造成精子能力下降。白领女性,由于长期久坐,再加上缺乏运动,以致血循环障碍。这些都是不孕的原因之一。

(3)不穿紧身牛仔裤:男性不应穿太紧的牛仔裤,特别是透气性差、散热不好的化纤类"兜裆裤"。这类裤子包裹着阴囊,让阴囊处于密闭状态,空气不流通,使细菌滋生,引起生殖道的炎症;同时,也阻碍阴囊皮肤散热降温,限制血液循环,妨碍精索静脉回流,对精子的产生和营养很不利。长此以往,容易造成今后不育的不良后果,还容易造成供血量减少。特别是在炎热的夏天,阴囊会松弛,过紧的牛仔裤会影响阴囊所需的适宜温度。

(4)防止营养不良和偏食:精子的产生需要原料,因此生精功能和营养水平密切相关。这并不一定要吃甲鱼、黄鳝,但多吃些瘦肉、鸡蛋、鱼类、蔬菜,保障必要的蛋白质、维生素和微量元素的供给还是

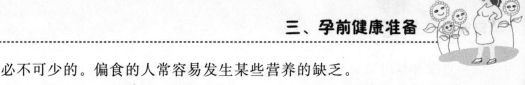

必不可少的。偏食的人常容易发生某些营养的缺乏。

（5）避免工作压力大：精神因素与个性特征对男性和女性生育功能的影响是不容忽视的。

神经内分泌功能的研究表明，妇女长期处于紧张忧虑和恐惧不安的心理状态，不仅会引起植物自主功能失调，也会影响性激素的分泌而造成生殖功能失调，可表现为无排卵性月经、月经失常、排卵稀少、闭经或功能性子宫出血，还可引起输卵管痉挛，宫颈黏液黏稠，不利于精子穿透等。

男性如果长时间精神紧张、心情不好，会使大脑皮质对性腺轴激素抑制，导致精子生成能力下降。

23. 夏季备孕有哪些注意事项

有人说在春季怀孕好，有人说在秋季怀孕好。一般认为，受孕在5～10月份之间比较合适。在夏季备孕的妈妈如果注意避开一些不利因素，也会生出健康的宝贝。

夏季和秋季的蔬菜瓜果都非常丰富，早孕反应比较重的孕妈妈能够吃到营养丰富的食物，也有利于胎宝贝的生长发育。应该注意一些什么呢？

（1）天气闷热更要注意调理好心绪：夏季天气闷热，易情绪烦躁，休息不好，食欲较差，影响胎宝贝正常生长发育。准备怀孕前就要营养均衡合理，最好多吃些蔬菜、水果和鱼肉，清淡饮食也有助于调理心情。

（2）一定要注意饮食卫生：夏天，食物丰富对营养有利，但是由于天气炎热，出汗较多，人们常常大量食入冷饮、瓜果蔬菜。如果这些食物未洗干净或已变质，常使胃肠道感染性疾病的发生率增加。在夏季怀孕时一定要注意饮食卫生，特别是瓜果蔬菜要洗净，不要食入已变质的食物。

(3)注意每天起居要规律：夏天人们往往会睡得很晚，而睡眠不足不利于精子及卵子的活力。所以，准备受孕时一定要注意每天的起居要规律，切不可经常熬夜。

(4)性生活注意掌握规律：如果想要怀宝贝，夫妻俩的性生活就不能太频繁，一般以每周2次为宜，最好在排卵期内同房。一般安排在女性月经来潮前14天左右，17天以后同房受孕流产率较高。因为卵子排出后，一般只能存活12~24小时，精子在女性生殖道内，通常只能活1~3天。因此，一般说来从排卵前3天至排卵后1天最容易受孕，同房时间过早过晚都不易怀孕。

(5)别在风雨交加、电闪雷鸣时受孕：夏天雷雨天气较多，这都会影响受孕的良好心境，对夫妻俩产生心理暗示作用。同时，雷电会产生极强的射线，致使生殖细胞的染色体发生畸变，因此应该避免在恶劣的天气里受孕。

24. 孕前必须治疗的疾病有哪些

(1)贫血时不可受孕：怀孕前如患有贫血，怀孕后可能会因早孕反应影响营养的吸收，宝贝生长额外的需要也会使贫血加重。重度贫血可致宝贝宫内发育迟缓、出现早产或死胎，使孕妇发生贫血性心脏病、心力衰竭、产后出血、产后感染等。生活中我们见到的孩子出生时体重过低、贫血或营养不良、脑发育不全等大多是这一原因造成的。

计划怀孕的女性如患有贫血，应在食物中充分摄取铁和蛋白质，多食肉、蛋、奶、肝、豆类食品，在贫血得到治疗并已彻底纠正后再怀孕。怀孕后还要定期检查，继续注意防治。

（2）妇科疾病治愈后受孕：阴道炎多由念珠菌、衣原体、B族链球菌等感染引起，如果带病妊娠可能会导致胎膜早破、早产。如果产道感染的话，还会感染胎儿，使新生儿患鹅口疮等疾病。

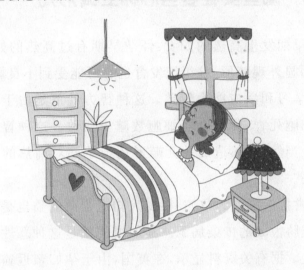

患有子宫肌瘤的妇女，如果肿瘤不大，在妊娠期没有特别异常现象，大多能正常分娩，但是不容易受孕。同时，有的肌瘤有可能因妊娠而迅速增大，导致肌瘤变性、坏死，所以最好及时治疗。

（3）牙周炎或龋齿先治疗后受孕：女性怀孕后，由于孕激素水平升高导致牙龈充血，易出现牙周发炎。若孕前患有牙周炎，则更容易雪上加霜，加重病情，不仅影响怀孕女性的身体健康，更会殃及胎儿的发育。女性怀孕前应进行口腔检查，有病及早治疗。注意口腔卫生。

（4）肝脏疾病：患过肝脏疾病的女性，怀孕前应在医生指导下做相应检查。有些类型的肝炎可通过胎盘、产道或哺乳等途径垂直传播给胎儿，如乙型肝炎等。若是胎儿感染肝炎病毒，极易出现流产、早产、死胎，并有致畸可能。患有肝脏疾病的女性一旦怀孕，应在医生的正规治疗和指导下进行孕期保健。

25. 哪些女性要当心怀上畸形儿

(1)孕早期发生高热的妇女:怀孕早期有过高热的妇女,孩子即使不出现明显外观畸形,脑组织发育也有可能受到不良影响,表现为智力低下,学习和反应能力较差。这种智力低下是由于高热造成胎儿脑神经细胞死亡,使脑神经细胞数减少所致。这种智力低下是不能恢复的。当然,高热造成胎儿畸形还与孕妇对高热的敏感性和其他因素有关。

(2)经常接近猫狗的孕妇:很少人知道带菌的猫也是一种对导致胎儿畸形威胁很大的传染病源。猫的粪便就是这种恶性传染病传播的主要途径。据有关资料显示,在英国,由于孕妇亲近猫给婴儿造成不良后果的,约占染病孕妇的 40%,每年约有 500 名婴儿被猫所害。

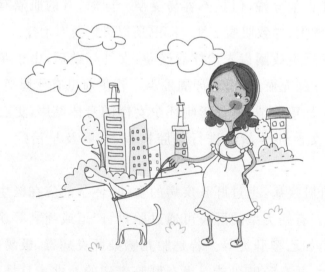

(3)每天浓妆艳抹的女性：对胎儿畸形发育会产生不良影响的主要是化妆品中含的砷、铅、汞等有毒物质。这些物质被孕妇的皮肤和黏膜吸收后，可透过血胎屏障，进入胎血循环，影响胎儿的正常发育。其次是化妆品中的一些成分经阳光中的紫外线照射后产生有致畸作用的芳香胺类化合物质。

(4)孕期精神紧张的女性：人的情绪受中枢神经和内分泌系统的控制，内分泌之一的肾上腺皮质激素与人的情绪变化有密切关系。孕妇情绪紧张时，肾上腺皮质激素可能阻碍胚胎某些组织的融汇作用，如果发生在妊娠期间的前 3 个月，就会造成胎儿唇裂或腭裂等畸形。

(5)饮酒的女性：孕妇饮酒，酒精可通过胎盘进入发育胚胎，对胎儿进行严重的损害。妊娠期每天饮 2 杯酒以上，可对胎儿有影响以至危险；每天饮酒 2～4 杯，则有畸形发育的危险，如脑袋很小，耳、鼻极小和上嘴唇宽厚等。

(6)吃了真菌毒素食物的女性：有关专家指出，孕妇若食入被真菌菌素污染了的食品（霉变食物），真菌毒素可通过胎盘祸及胎儿，引起胎儿体内细胞染色体断裂。

26. 为何孕前夫妻双方需戒烟忌酒

长期吸烟、喝酒的人，与不吸烟、不喝酒的人相比较，精子数量低17％左右，精子的活力低，畸形率显著增多。故孕前夫妻双方需戒烟忌酒。

(1)吸烟的危害

①烟草具有生殖毒性，其中的有害成分直接干扰睾丸的生精功能和雄激素的分泌功能。烟中含有多种有害物质也会杀伤精子，甚

至导致精子和卵子的发育异常,还会降低卵细胞的数量和质量,从而影响生殖能力,导致不孕。

②长期暴露在尼古丁下也会影响精子和卵子的健康发育,染色体变异,胎儿极易出现宫内发育畸形、生长缓慢;宝宝出生后,出现记忆力差或记忆障碍,影响宝宝的正常发育和将来的学习。

由于以上原因,孕前夫妻双方需戒烟。精子的一个生长周期近3个月,因此至少在计划怀孕前6个月开始戒烟。前3个月应该彻底戒烟。

(2)酗酒的危害

①影响精子或卵子的发育,造成精子或卵子的畸形,使孕妇一开始在体内获得的就是异常受精卵;而且影响受精卵的顺利着床和胚胎发育,出现畸形甚至流产。

②酒精可以通过胎盘进入胎儿血液,造成胎儿宫内发育不良、中枢神经系统发育异常、智力低下等,称为酒精中毒综合征。

③酒精可以破坏睾丸的生精功能,还会导致慢性前列腺炎患者复发,影响生育能力。

因此,为了下一代的健康,准爸爸妈妈们务必在计划怀孕前的6个月甚至1年,停止大量饮酒或酗酒的嗜好,所饮的酒包括啤酒、红酒、葡萄酒等。

27. 哪些习惯有助男性健康

临床研究发现,抽烟、喝酒、熬夜和过度性生活严重危害男性健康,尤其危害生殖健康。一些人的这些不良生活习惯,导致不育、慢性前列腺炎,甚至胎儿畸形,给家庭带来了悲痛。以下四大习惯有助男性健康:

(1)彻底戒烟,吃点大枣:烟草具有生殖毒性,长期吸烟可导致男性不育等。所以,至少在计划怀孕前6个月开始彻底戒烟,同时吃点大枣。因为大枣含有维生素和糖等营养成分,能改善睾丸的生精功能。此外,口含大枣还能消除戒烟过程中的寂寞。

(2)远离酒精,喝点番茄汁:现在很多慢性前列腺炎患者的复发都是酒精在作祟。此外,酒精还会破坏睾丸的生精功能等。所以,准爸爸妈妈们在计划怀孕前还应戒酒,包括啤酒、红酒、葡萄酒等。现榨的苹果汁是前列腺的保护因子,番茄汁有利于精液的液化,提高精子活力。番茄汁中的番茄红素对前列腺炎有直接治疗作用,能增强前列腺的抗病能力。

(3)改善睡眠,服点龙眼汤:久坐、熬夜会导致前列腺血液循环障碍,引发或加重前列腺炎。每天必须保证6个小时的充足睡眠,此外可服用龙眼炖汤。龙眼有养血安神的作用,能改善睡眠质量,还能提高性功能。

(4)避免炎症,吃点苦瓜:有些男同志因为性功能亢奋,频繁过性生活,会造成前列腺、精囊腺以及附睾炎症,从而影响生育功能。对于性功能亢进者,可以适当吃点凉性食物,如清炒苦瓜、冬瓜汤、菱角等,降低体内的虚火。也可以用3～5克莲子心泡水喝,适当降低性欲。

28. 为何孕前男性也要慎重用药

怀孕之前准爸爸因身体不适服了一药物,会对准妈妈腹中的胎儿有影响吗?一般来说,母亲因素对胎儿的影响持续得更为久一些,男性的影响似乎更短一些。然而很多药物成分能通过血睾屏障,并通过两种方式影响精卵健康结合。这就是准爸爸为什么用药要慎重的主要原因。像吗啡、氯丙嗪、红霉素、利福平、解热止痛药、环丙沙星、酮康唑等,通过干扰雄激素的合成而影响精子受精能力,一旦受孕就会影响受精卵的质量。有些药物对受精卵有着不良的影响,如抗癌药、激素、部分抗生素、抗血凝药、镇静药、抗癫痫药等。像男性不育症、妇女习惯性流产,其中部分原因就是男性精子受损的结果;而且精子是先储存在那里,然后再射出来的,并不是性生活当时产生而射出来的。因此,孕前如果男性服用了这些药物就会造成影响。尤其是感染性、发热性疾病,都可能影响生殖细胞的质量,因此患病期间要避孕,避免病中受孕。夫妻双方在因病用药期间不宜怀孕,药物停用后,尚未消失其药物作用之前也不宜受孕。

含有药物的精液会在性生活时排入阴道,经阴道黏膜吸收后进入女性的血液循环,对受精卵造成损害,导致低体重儿和畸形儿的发生几率增大。因此,准备怀孕的夫妻在孕前 3 个月都要慎用药物。

29. 孕前为何要谨慎使用化妆品

很多女性热衷的化妆、美甲、染发、烫发等和美丽息息相关的活动,在准备怀孕前期都应有所控制或者完全杜绝。

各种化妆和染发用品都是十分复杂的化学制剂,尤其是美白护肤品的不安全因素最高。美白效果越好的化妆品含铅量越高,如果女性体内含铅量多,必然造成将来怀孕后宝宝患各种疾病,如多动、智力底下、贫血等。所以,从孕前开始,女性最好少用这些含铅化妆品,保持基本的皮肤清洁即可。还有烫发药水或染发药水,可能经皮肤吸收后进入血液循环,对卵子产生不良影响,甚至导致胎儿的畸形,影响正常的怀孕。因此,准备怀孕的妈妈要把美容品、化妆品、美发用品暂时放在一边。原则上只护肤不美容。使用护肤品也应选择正规品牌。一般在孕前3个月直至分娩，都不要去做美甲、烫发、染发等不利于胎宝贝的事。

30. "三高"妈妈如何巧避险

"高龄"通常指35岁及以上，意味着身体整体健康状况的下降。除了自然生理方面的原因，高职和高压带来的健康影响也不容忽视。高职位的妈妈一般都很要强，对自己、对他人都要求较高，平时休息时间少，工作紧张，压力自然较大，情绪会直接影响身体内分泌系统、免疫系统，在亚健康的状态下怀孕，对健康会造成多方面威胁，如易于难产、流产；易患妊娠高血压综合征；易发胎儿发育迟缓、畸形或死胎。所以，"三高"妈妈应该从怀孕初始就做好以下两方面保健。

第一，充足睡眠、加强营养。充足的睡眠是提高免疫力的最关键的因素之一。

饮食同样也很重要，可以多补充一些新鲜的蔬菜、水果、优质蛋白质如鸡蛋、牛奶、瘦肉等。由于妊娠期间需要的热能较多，所以要比平时多摄入一些热能。但热能的摄入也应该适可而止，否则会引起肥胖。由于高龄孕妇容易发生妊娠高血压综合征，所以一定要控制食盐的摄入，这样还可以预防妊娠中毒症。烟和酒精饮料都应该绝对避免。

第二，做好孕期保健。孕期保健不容忽视。先天愚型或畸形胎儿的发生虽然与遗传因素关系密切，但环境因素也不可忽视，因此尽可能避免环境中有害因素，以免损及胎儿。

怀孕期间外伤及其他物理因素也会使得低能儿和畸形儿的发生率增加。妊娠最初3个月，应避免放射线照射，防止腹部外伤。还要注意避免比较常见的电磁辐射，如电脑、手机、微波炉等日常用品的

辐射,这些辐射都可能对孕妇和胎儿造成一定程度的损害。

31. 新婚用药不当会影响生育能力吗

人吃五谷杂粮,难免有不生疮害病的时候,新婚夫妇也不例外。一旦生病,就应及时诊治。准备怀胎生育的夫妇,应特别注意用药与不育的问题。因用药不当可诱发不孕不育。

(1)西咪替丁:用于治疗十二指肠溃疡或上消化道出血。长期服此药,可致男性精子暂时减少而不孕。

(2)环磷酰胺:用于治疗多发性骨髓瘤等。当成人每日用量达6～10克时,可引起男性精子数量显著减少,甚至完全没有;如妇女使用还可致闭经或月经失调。

(3)柳氮磺胺吡啶:用于治疗溃疡性结核,有导致精液缺乏、精子数量减少、活力降低等不良反应。

(4)复方新诺明:用于治疗尿路感染、呼吸道感染、扁桃体炎等。此药可诱发精子数量减少。

(5)其他:能诱发不孕不育的药物还有甲状腺制剂,可致妇女停止排卵。利尿药螺内酯和抗精神病药硫利达嗪等,也会造成闭经或月经失调,甚至内分泌紊乱。

32. 哪些职业岗位的妇女在孕前需调换工作

随着社会的不断发展,越来越多的女性加入到各行各业的工作中,成为职业女性。有部分妇女工作环境中含有较高浓度的化学物质,影响女性的生殖功能,进而影响胎儿的健康发育。因此,为提高人口素质,实现优生优育,有些职业岗位的妇女应该考虑受孕时暂时调换工作岗位。如有些毒害物质在体内的残留期可长达1年以上,即使离开此类岗位,也不宜马上受孕,否则易致畸胎,故应采取适当的避护措施。在发现怀孕后,受精卵、着床胚泡及早期胚胎可能已遭受侵袭,再采取避护措施就为时已晚。

以下职业岗位的妇女应调离工作岗位:经常接触铅、镉、汞等金属,会增加妊娠妇女流产和死胎的可能性,其中甲基汞可致畸胎,铅可引起婴儿智力低下;二硫化碳、二甲苯、苯、汽油等有机物,可使流产。

33. 哪些工作会导致流产或胎儿畸形

上班族在准备怀孕时一定要考虑到自己的工作对胎儿的影响,孕妇可以参加一般的日常工作,但不宜从事以下可导致流产、早产、胎儿致畸等严重危害母亲及胎儿健康的工作。

(1)繁重的体力劳动:繁重的体力劳动消耗热能很多,增加心脏的血液输出量,加重上班族孕妇的负担,会影响胎儿的生长发育,甚至造成流产、早产。

(2)频繁弯腰、下蹲或攀高的工作:长时间蹲位或弯腰会压迫腹部,影响胎儿发育,引起流产、早产。孕晚期,行动不便,且常伴有下肢水肿,更不适宜参加这类工作。

(3)高空或危险作业:有跌落危险的作业,距地面2米以上高度的作业以及其他有发生意外事故危险的作业不宜参加。

(4)接触化学有毒物质或放射性物质等的作业:化学有毒物质及放射性物质等有致畸、致癌作用,严重危害母子健康。化学物质中的铅、汞、砷、氮化物、一氧化碳、氮气、苯、甲苯、二甲苯、环氧乙烷、苯胺、甲醛等,在空气中的浓度如超过卫生标准时,上班族孕妇不宜在此环境下工作。

(5)高温作业、震动作业和噪声过大的工种:研究表明,工作环境温度过高,或震动甚剧,或噪声过大,均可对胎儿的生长发育造成不良影响。

(6)接触电磁辐射的工种:电磁辐射对胎儿来说是看不见的凶手,可严重损害胎儿,甚至会造成畸胎、先天愚型和死胎。所以,接触工业生产放射性物质,从事电磁辐射研究、电视机生产以及医疗部门的放射线工作的人员要加强防护。

(7)医务工作者:这类人员在传染病流行期间,经常与患各种病毒感染的患者密切接触,而这些病毒(主要是风疹病毒、流感病毒、巨细胞病毒等)会对胎儿造成严重危害。因此,临床医务人员在计划受孕或早孕阶段若正值病毒性传染病流行期间,最好加强自我保健,严防病毒危害。

34. 乙肝女性可以怀孕吗

乙肝是一种传染性疾病。"乙肝"病毒通常经体液交换传播,其中母婴之间的垂直传播起着重要作用。统计表明,人群中约40% HBsAg阳性者是因母婴传播而引起的。而在我国"乙肝"病毒感染人群中大约有6千万为女性。因此,乙肝病毒携带者的妇女,从计划怀孕、孕前检查到孕期保健都需要接受科学的指导和慎重计划,切不可草率马虎。

有潜在乙肝罹患风险的孕妇,必须在专业医师的指导下判别自身目前的乙肝患病状况。如果是单纯"乙肝表面抗原"阳性,或是"小三阳",而乙肝病毒脱氧核糖核酸(HBV-DNA)阴性,说明体内病毒处于稳定状态。这类带毒者虽可终身携带,却不影响正常生活,因此这

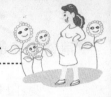

类妇女可以怀孕。

若诊断显示"大三阳",同时 HBV-DNA 呈阳性,则说明有明显传染性,也可能伴有肝细胞损伤。而经研究证实,孕妇 HBsAg、"乙肝"e抗原同时阳性,几乎 100％会传染新生儿,且大多成为慢性携带者。因此,对于这类妇女最好先考虑休息治疗,待"乙肝"病毒 e 抗原、HBV-DNA 转阴后再怀孕为好。

35. 什么是不孕不育症

人们常常将"不育症"和"不孕症"混为一谈,其实两者在医学上的定义是有区别的。"不孕症"是指育龄夫妇婚后同居,未避孕,性生活正常,2 年以上女方未受过孕者。而"不育症"则是指育龄夫妇结婚同居后女方曾妊娠,但均因自然流产、早产或死产而未能获得活婴者。由男方原因造成的不育症或不孕症叫做"男性不育症"或"男性不孕不育症",老百姓一般将其统称为不育症。

36. 女性不孕不育因素有哪些

女性不孕的主要原因可归纳如下:

(1)排卵功能障碍:表现为月经周期中无排卵,或虽然有排卵,但排卵后黄体功能不健全。

(2)免疫学因素:系指女性生殖道或血清中存在有抗精子抗体,引起精子丧失活力或死亡,导致不孕或不育。此外,部分不孕妇女的血清中存在有对自身卵子透明带抗体样物质,可阻碍精子穿透卵子受精,亦可引起不孕。

(3)生殖器官疾病:包括先天性发育异常或后天性生殖器官病

变,阻碍从外阴至输卵管的生殖通道通畅和功能,妨碍精子与卵子相遇,导致不孕。

(4)其他:性生活失调、性知识缺乏、全身系统性疾病及不明原因等引起的不孕占不孕症病因的1/3左右。

37. 男性不育因素有哪些

(1)环境污染和不良的生活习惯:如放射线的接触、酒精、农药、污染的食物、过量吸烟等使男性精子的质量和数量较以前明显减少。

(2)睾丸先天发育异常:如隐睾和后天损伤如疝气修补术、鞘膜积液手术、睾丸固定手术等损伤了睾丸血管,阻碍血供而使睾丸萎缩。

(3)阴茎异常:包皮过长、包茎、巨阴茎、小阴茎、双阴茎、隐匿阴茎、阴茎海绵体纤维化、先天性阴茎下弯、尿道口狭窄都会影响受孕。

(4)鞘膜积液:鞘膜积液压迫了睾丸血液循环,影响精子的产生,导致精子畸形、活动力下降,严重的情况可致使精子数量下降,睾丸感染或萎缩,降低生育能力。

(5)体重因素:男子在过度负重的情况下,可以使睾丸内生精减少而导致不育。

(6)精神因素:过度紧张者,多因勃起衰退而引起不育。

(7)供血障碍:动脉硬化患者及糖尿病患者,常常伴有睾丸小动脉疾病,使产生精子的能力衰退而引起不育。

(8)毒品和药物影响:诸如尼古丁、酒精、鸦片等过量时,均可影响精子的生成。抗癫痫药对生精有直接的影响。

(9)环境影响:过热的坑道,灼热的炉旁,内衣过紧,过度吸烟饮酒,缺氧等,均可影响生育能力。

（10）生殖器官感染：细菌、病毒、原虫等感染，可以直接损害睾丸，严重影响生精能力及降低精子的活力而导致不孕。例如，青春发育前期患腮腺炎者有 20% 并发睾丸炎而造成不育。

38. 如何防治不孕不育症

（1）预防为主，及早发现并治疗可以引起不育不孕的疾病：例如，盆腔炎，在急性期如能得到彻底治疗就不会变成慢性盆腔炎。如果慢性盆腔炎能及时认真彻底治疗，不一定会造成输卵管不通，也不会因此而不孕。再如，男性患腮腺炎往往会引起睾丸炎，如能及早治疗，注意休息，可避免睾丸炎的发生，就不会影响精子的发生，有利于受孕。如果这些疾病能早期发现，早期得到彻底的治疗，就不会发展成不育不孕症。

（2）保持愉快心情，减少精神紧张：生儿育女是人生的希望，但有时盼子太心切，反而不易怀孕。特别是高龄者或结婚数年未孕者心情更加紧张，从而干扰了神经内分泌功能，影响受孕。因此，切忌急躁、自卑及精神紧张。

（3）避免人工流产：减少手术，重视第一胎的人流，对预防不孕是有积极意义的。有些患者因手术不洁引起感染、发热，以致出现输卵管炎、子宫内膜炎，或形成附件炎性包块而致不孕。有些不孕患者曾因诊断性刮宫、人流等手术，引起月经不调或宫腔粘连等而影响生育。

（4）注意自我保护：某些接触放射线、有毒物质等特殊工作的人，应认真采取措施，自我保护，使不孕的因素降低到最低限度。另外，要养成良好的生活习惯，避免频繁的热水浴，避免长期穿紧身裤，积极参加体育锻炼，增强体质。

(5)诊疗不孕要夫妻同诊同治：一些夫妻发生不孕不育后，往往只让其中一方进行检查。不孕不育患者应夫妻同治，这有利于最快找出病因，缩短治疗时间。据世界卫生组织统计表明，不孕不育症中有40％为男方原因，50％为女方原因，也有夫妻双方同时存在原因的。发生不孕不育后，夫妻双方不要互相埋怨，而应该互相鼓励，积极治疗。

(6)要规范不孕不育的专业诊疗：要在医生的指导下，坚持治疗，要有恒心、有耐心，那种心急如焚的心情是治疗不孕不育的大忌。不孕症是全身多种疾病反映出来的结果，在治疗上，可能要费一些周折。患者们切不可灰心，由于现在医疗技术发达，该病的治疗大多在1年内可以见效。

四、孕前营养准备

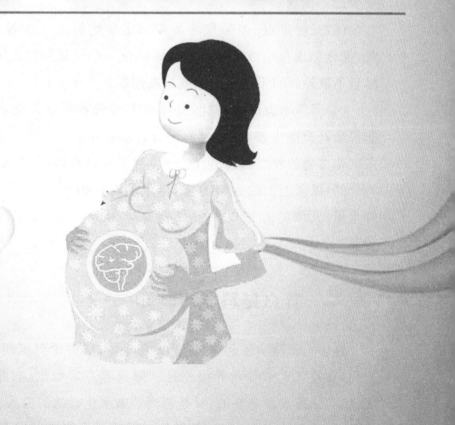

1. 如何养成健康的饮食习惯

（1）三餐定时：不论多忙碌，都应把吃饭的时间留给自己。最理想的吃饭时间为早餐 7～8 时，午餐 12 时，晚餐 6～7 时。吃饭时间最好 30～60 分钟，进食的过程要从容，心情要愉快。

（2）三餐定量：三餐都不宜被忽略或合并，且分量要足够，每餐各占一天所需热能的，或呈倒金字塔形——早餐丰富、午餐适中、晚餐量少。

（3）三餐定点：如果您希望未来宝宝吃饭能坐在餐桌旁专心进餐，那么您现在吃饭的时候就应固定在一个气氛和悦温馨的地点，且尽量不被外界的干扰而影响或打断用餐。

（4）营养均衡而多样化：身体所需的营养尽量由食物中获得，而非拼命补充维生素，因为目前仍有许多营养素尚未被发现，所以建议多变化食物的种类，每天可吃 2～5 种不同的食物，营养才能充足。

（5）以未加工的食物为主：尽量多吃原始食物，如五谷、青菜、新鲜水果；烹调的方式以保留食物原味为主，少用调味料，少吃垃圾食品。

2. 什么是科学的早餐

许多上班族清晨起来，喝一大杯牛奶，煎一个鸡蛋便匆匆冲出了家门，自我感觉早餐营养很充足。但营养专家指出，如此搭配，蛋白质、脂肪的摄入量是够的，只是忽略了碳水化合物的摄入。

（1）早餐结构要合理：科学的早餐应该是结构均衡的早餐，其中蛋白质、脂肪、碳水化合物的比例应该在 12：28：60，谷类食物在早餐中所占的比例是最大的,吃早餐的时间应该是早上 6：30～7：00。但如果早餐只吃馒头、面包等主食,或油条等含油脂过多的食品,因摄入淀粉、油脂过多,消化时间长,易使血液过久地积聚于消化系统,造成脑部血流量削减,脑细胞缺氧,整个上午会感觉头脑昏昏沉沉,思维迟钝。

(2)三餐配制原则:食物多样,粮谷为主,保证奶类、蛋类,增加蔬菜、生果;保证吃好早餐,吃饱午餐,吃少晚餐,三餐比为 3：4：3;少吃零食,少饮用含糖及碳酸类饮料,控制食用糖的摄入;每日饮奶和喝6～8 杯水;建议全天用色拉油 25 克。

3. 早餐的不良习惯有哪些

(1)边走边吃不可取:上班一族的清晨都是在匆忙中度过的,尤其是住处离单位远的,早餐往往都在路上解决。在小区门口、公交车站等附近卖的包子、茶叶蛋、肉夹馍、煎饼果子等食品,是他们的第一选择,买上一份,边走边吃。边走边吃对胃肠健康极为不利,同时也不利于食物的消化和吸收;另外,街头食品往往存在卫生隐患,有可能病从口入。如果选择街边摊位食物作早餐,一是要注意卫生,二是最好买回家或到单位吃。

(2)早餐吃零食:人们都在家里放一些零食,以备不时之需。而早上起来后,时间不是很充裕,往往顺手拿起零食作早餐,方便快捷。用零食充任每天三餐中最重要的早餐,非常不科学。零食多数归属干食,对于清晨处于半脱水状态的人的身体来说,是不利于消化吸收的,并且饼干等零食的主要原料是谷物,虽能在短时间内提供能量,但很快会使人的身体再次感到饥饿,临近中午时血糖水平会明显下降。早餐吃零食容易导致营养不足,体质下降,引起各类疾病入侵。

(3)生果取代早餐：为了减肥而忽略早餐或仅以1个生果取代，必将造成中、晚餐分量上过多，不但达不到减肥的目的，还会带来健康隐患。同时，这种早餐既缺乏供给大脑能量的肝糖（主食等碳水化合物），又缺乏能使人精力旺盛的蛋白质，时间久了会引起多种营养素的缺乏，是非常不可取的。

4. 不吃早餐有哪些害处

(1)造成低血糖：人的身体经过一个晚上的睡眠，体内的营养已耗损殆尽，血中糖的浓度处于偏低状态，不吃或少吃早餐，不能适时充分补充血中糖的浓度，上午就会出现头昏心慌、四体无力、精力不振等症状，甚至出现低血糖休克，从而影响工作。

(2)易得胆石症：胆结石患者约有90%以上是不吃早餐或少吃早餐的人。

(3)易得胃病：不吃早餐，可使人的消化系统有生命的物质节律发生改变，胃肠蠕动及消化液的排泄发生变化，消化液不能及时参与食物的中和，就会对胃肠黏膜产生非常不良刺激，引起胃炎的发生，紧张者可引起消化性溃疡。

(4)影响寿命：人的健康长寿靠人体生物钟的支配，不吃早餐打乱了生物钟的运转，有机体所需营养不能得到适时补充，心理功能会消退，再加上不吃早餐带来的种种疾病对机体的影响，长此以往定会影响人的健康长寿。

(5)引起便秘：在三餐定时环境下，人的身体内会自然产生胃结肠反射现象，简单说就是促进排便；若持久不吃早餐，可造成胃结肠反射作用失调，容易产生便秘。

(6)可增加中风风险：如果不吃早餐，会导致血容量削减、血液黏稠度增高,形成微小血栓,容易在本已狭窄的动脉里形成小血凝块阻塞血管;而交感神经器官清晨兴奋性增高,如血压偏高,这些因素均增加了中风的风险。

5. 何为完善的早餐

科学的早餐应包括 4 种类别的食物,它们是:

(1)以提供热能为主,包括碳水化合物含量丰富的粮谷类食物,如面包、馒头等。

(2)以供应蛋白质为主,包括肉类、禽蛋类食物。

(3)以供应矿物质和维生素为主,包括新鲜蔬菜和生果。

(4)有适量奶类与奶制品、豆制品。

如果早餐中上面所说的 4 类食物都有,则为营养充足的早餐;如果食用了此中的 3 类,则早餐质量较好;如果只选择了两类或两类以下,早餐质量则较差。

6. 如何科学搭配一日三餐

人吃饭不只是为了填饱肚子或是解馋,主要是为了保证身体的发育和健康。所以,一天要吃三餐饭。每日三餐,食物中蛋白质的消化吸收率约为 85%;如改为每日两餐,每餐各吃全天食物量的一半,则蛋白质消化吸收率仅为 75% 左右。因此,除了每日三餐,还要注意两餐间隔的时间要适宜,间隔太长会引起高度饥饿感,影响人的劳动和工作效率;间隔时间如果过短,上顿食物在胃里还没有排空,就接着吃下顿食物,会使消化器官得不到适当的休息,消化功能就会慢慢减低,影响进食要求和消化。一般混合食物在胃里停留的时间是 4～

5 小时,所以两餐的间隔以 4～5 小时比较合适。

7. 三餐的食物如何选择

一日三餐选择什么食物,怎么进行调配,采用什么方法来烹饪,都是有讲究的,并且因人而异。一般来说,一日三餐的主食和副食应该粗细搭配,动物性食品和植物性食品要有一定的比例,最好每天吃些豆类、薯类和新鲜蔬菜。按饭量分配,早、中、晚三餐的比例为 3∶4∶3,如果每天吃 500 克主食,那么早、晚各应该吃 150 克,午时吃 200 克比较合适,三餐的品质各有偏重,早餐注重营养、午餐强调周全、晚餐要求清淡。

(1)营养早餐:早餐食谱中可选择的食品有:谷物面包、牛奶、酸奶、豆浆、煮鸡蛋、瘦火腿肉或牛肉、鸡肉、鲜榨蔬菜或生果汁,保证蛋白质及维生素的摄入。

(2)丰盛午餐:午餐要求食物品种齐全,能够提供各类营养素,缓解工作压力,调整精力状态,可以多用一点时间为自己搭配出一份合理饮食:中式快餐、什锦炒饭、鸡丝炒面、牛排、猪排、汉堡包、绿色蔬菜沙拉或生果沙拉,外加一份高汤。

(3)清淡晚餐:晚餐宜清淡,注重选择脂肪少、易消化的食物,且注意不该吃过饱。晚餐营养过剩,耗损不掉的脂肪就会在体内堆积,造成肥胖,影响健康。晚餐最好选择:面条、米粥、鲜玉米、豆类、素馅包子、小菜、生果拼盘。

(4)注意食物搭配:包括粗与细、干与稀、荤与素、冷与热等均衡食物搭配,还要注意与营养均衡的关系。如一碗方便面只能提供油脂和少许蛋白质以及碳水化合物,所以最好配上一份生果、一份肉类或豆制品,以补充蛋白质、维生素和纤维素;对于一天饮食的选择,如

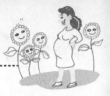

午餐吃了汉堡、炸鸡，晚餐就该吃些清淡的食物，尤其是蔬菜。

8. 孕前饮食与优生有关吗

如今的社会，少生优生是每个做父母的都极为关注的话题。生个健康、聪明的宝宝是天下做父母的梦想，而大多数人却往往在无意间忽视了优生宝宝的关键就在于自身营养的吸收。宝宝的成长过程中需要大量的营养成分，而营养成分的汲取大都来自于母体，如果母体的营养不够充分，则很有可能影响宝宝的正常成长。

很多孕妇都是在怀孕之后才注意饮食的选择和营养的补充，身边的亲人也是特别关心其怀孕后的饮食，往往认为孕期营养重要，而对怀孕前的营养却注意不够。孕前的营养对于优生也很重要。食物由于其种类的不同，所含的营养成分及比例也有所不同，每个人所吃的每一种食物，都会被消化系统转换成容易传送的物质，然后被血液吸收和利用，或贮藏在人体的各个"仓库"内，随时供身体需要。而宝宝的健康与智力，尤其是先天性体质往往是从成为受精卵的那一刻起就已经决定了。这就对父母精子和卵子的质量以及受孕时的身体状况提出较高的要求。在胎儿的孕育过程中，最初3个月是宝宝最重要的成长期，胎儿的多个重要器官都分化完毕，而且这时也是孕妇容易发生妊娠反应的时候，会有半数的孕妇出现恶心、呕吐、不想进食等反应，从而影响充足营养的摄取。因此，在妊娠早期，胎儿的营养来源很大程度依赖孕妇体内的储备以及孕前营养。

为了保证母婴健康，必须从孕前准备受孕时就开始调整自己的营养，要养成良好的饮食习惯。加强孕前营养，注意合理饮食。吃东西要多样化，不偏食，不忌嘴。还应戒烟酒，因酒中含有较多的酒精，能够影响精子和卵子的质量。如果夫妻一方长期过量饮酒就可能导

致慢性中毒,一旦受孕,可能导致胎儿畸形或出生后智力迟钝。夫妻在孕前 6 个月就要戒酒。

9. 孕前女性如何做好营养准备

如今的年轻夫妇都知道优生优育要从胎儿期抓起,诸如适当参加一些活动,避免不良生活因素的干扰,特别是注意科学饮食,为胎儿发育提供足够的营养素等。然而,这远远不够,上述这些准备应当再向前推移,尤其是在营养方面,如果等到怀孕后才把它提上议事日程,孕妇自身可能要付出健康损害的代价,胎儿发育往往也会受到种种消极影响。那么,在营养方面,怀孕前 3 个月至 1 年就要做准备了。

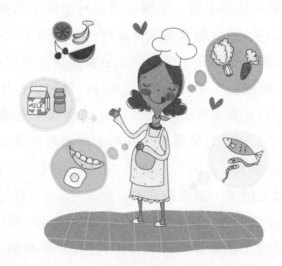

(1)实现标准体重:育龄妇女若体重过低,说明营养状况欠佳,易生低体重儿;过于肥胖则易致自身发生某些妊娠并发症,如高血压、糖尿病等,且能导致超常体重儿的出生,故准备怀孕的妇女首先要实现标准体重。标准体重的计算方法,可用身高(厘米)减 110,所得差

（千克）即为标准体重。孕前如果体重低于标准值，特别是差距过大者，则应当增加饮食量，使自己体重达到标准值。

（2）纠正营养失衡：准备怀孕的妇女以往可能出现过贫血症状，也可能有过节食减肥、限食脂肪和动物性食物的经历，或是有体内脂肪堆积过多等营养失调现象。从优生角度考虑，怀孕妇女机体营养失衡会带来胎儿发育所需的某些营养素短缺或过多的情况，于优生不利。故妇女在怀孕前应当对自己的营养状况做一全面了解，必要时也可请医生帮助诊断，以有目的地调整饮食，积极贮存平时体内含量偏低的营养素。

①增加蛋白质摄入。蛋白质是人类生命的基础，是脑、肌肉、脏器最基本的营养素，占总热能的 10%～20%，对有计划怀孕的夫妇，蛋白质的摄入量应增加。平时每天每千克体重 1～1.5 克，而此时期得加至 1.5～2.0 克，故应多进食肉、鱼、蛋、奶、豆制品等。

②补充维生素。维生素不仅是人体生长发育的必需，同样也是生殖功能正常的需要。人体维生素缺乏时不易怀孕，怀孕了亦容易有缺陷，如骨骼发育不全、抵抗力弱、贫血、水肿、皮肤病、神经炎，还可流产、早产和死胎，或影响子宫收缩，导致难产。故在孕前就应有意识地补充维生素，多进食肉类、牛奶、蛋、动物肝、蔬菜、水果等。

③多吃含铁丰富的食物。铁是血色素的重要成分，如果铁缺乏就会贫血。铁在体内可贮存 4 个月之久，在孕前 3 个月就开始补铁。胎儿生长发育迅速，每天吸收约 5 毫克铁质，且孕期孕妇血容量较非孕时增加 30%，也就是平均增加 1 500 毫升血液，如果缺铁，易致孕妇中、晚期贫血。含铁多的食物有牛奶、猪肉、鸡蛋、大豆、海藻、牛肉、动物肝脏、葡萄干等，还可用铁锅做饭炒菜。

④补充叶酸。叶酸不足可引起巨细胞性贫血，胎儿畸形发生率增加，甚至发生葡萄胎、神经器官缺陷等。孕前 6 个月在医生指导下

直接补充叶酸或多进食动物肝脏、绿叶蔬菜、谷物、花物、豆类等,特别是已出生过畸形儿的妇女,孕前和孕早期补充叶酸,能有效地预防胎儿畸形的发生。

⑤多吃含钙丰富的食物。钙是骨骼与牙齿的重要组成成分,怀孕时需要量为平时的2倍。孕前未摄入足量的钙,易使胎儿发生佝偻病、缺钙抽搐。孕妇因失钙过多可患骨软症,抽搐。孕前开始补钙,对孕期有好处,且钙在体内贮藏时间长,所以应多进食鱼类、牛奶、虾皮、乳制品和豆制品等含钙丰富的食物。

⑥补充锌。锌是人体新陈代谢不可缺少的酶的重要组成部分。锌缺乏可影响生长发育,使得身材矮小,并影响生殖系统,女性不来月经,男性无精与少精。所以,孕前应多吃含锌的食物,如鱼类、小米、大白菜、羊肉、鸡肉、牡蛎等。男性在孕育下一代过程中的作用是提供优良的精子,所以相对于孕妇来说,男性于孕前的营养就更为重要。男性应提前6个月开始补充一些有利于精子生长发育的营养食物,如锌、蛋白质、维生素A和其他某些矿物质如铜、钙等。

(3)要注意食物的选择,避免食用被污染的食物:有些腌、腊制品及罐头等加工食品,不如同类新鲜食物营养、卫生。食用蔬菜时,应注意清洗干净。平日尽量饮用白开水,避免饮用各种咖啡、饮料、果汁等饮品。另外,炊具尽量使用铁或不锈钢制品,避免使用铝制品及彩色搪瓷制品,以防铅元素对人体细胞产生伤害。

(4)不要轻易服药:不少临床药物如抗生素和一些对肾脏有影响的中草药,对精子的活动、卵子的成熟等有不利影响,应注意不要轻易服药。

从孕前就做好营养准备,培养合理的饮食习惯和健康的生活方式,一定会给您带来健康、聪明、可爱的宝宝。

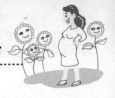

10. 如何制订孕前餐饮计划

现在正是 80 后结婚生育的高峰期。想要下一代,不仅要做好思想准备和物质准备,还要制订一个饮食计划。

民以食为天,饮食在人们的生活中占的比重最大。对于想要宝宝的人来说,孕前进行饮食调养是最不可被忽视的。人的身体通过饮食汲取营养,若饮食不合理,相对的吸收的营养也不会均衡,对于宝宝的成长当然也是极其不利的。计划怀孕的夫妇,不只是怀孕以后才要注重膳食和营养,在想怀孕数月之前就要做好调整,这样才不会让后代输在父母的饮食上。

(1)丈夫吃什么:丈夫要为怀孕提供健康的精子,需要在孕前保持健康的身体和充足的营养。蛋白质是精子生成的重要营养素,矿物质和微量元素对男性的生育力也十分重要。其中,钙对精子的运动、获能及在受精过程中起着举足轻重的作用;锌、硒、镁、铜、锰等微量元素参与男性睾酮的合成和运载活动,帮助提升精子活动的能力以及受精等生殖生理活动。因此,在制订饮食计划时,要注意丈夫的日常膳食中最好有瘦肉、动物肝脏、鸡蛋以及鱼类等水产品,还应有豆制品、新鲜蔬菜、水果及坚果类食品等。

(2)准妈妈吃什么:孕前和孕早期的环境因素和膳食因素对未来胎儿的发育比较重要。因此,准妈妈要多吃些富含叶酸的食物,这是因为母亲缺乏叶酸可增加胎儿神经管畸形的发生率。深绿色蔬菜及豆类食物等都富含叶酸。由于女性在孕前和孕早期碘缺乏可增加新生儿克汀病的危险,因此除了要使用碘盐之外,每周至少要吃 1 次富含碘的海产品。

总之,如果有了怀孕的计划,打算要一个健康的宝宝,首先,要养成良好的饮食习惯。所以,饮食营养范围应该尽量广一些,不偏食、不忌嘴,要保证营养均衡全面。在饮食中要加强营养,特别是蛋白质、矿物质和维生素的摄入。除正餐之外,还应多吃水果。同时,要避免各种食物污染,注意饮食卫生。尽量食用新鲜天然食品,避免服用含添加剂、色素、防腐剂等食品,如罐装食品、饮料及有包装的方便食品等。蔬菜要清洗干净,水果要去皮,以避免农药污染。多喝白开水,不喝咖啡、茶等含有咖啡因的刺激性饮品。

11. 为什么要纠正孕前的不良饮食习惯

对现代女性而言,瘦就是美的标准。所以为了追求美,很多女性都会出现诸多的不良饮食习惯,如偏食挑食。有的女性偏爱食用鸡鸭鱼肉和高档的营养保健品,或有的只吃素菜,有的人不吃内脏(如猪肝等),有的人不喝牛奶,不吃鸡蛋,这些都可造成营养单一。对于想做准妈妈的女性而言,偏食挑食会严重影响营养的正常吸收,如饮食品过精、过细,即只吃精白米、面等,不吃粗粮,往往会造成部分维生素的严重缺乏和不足。此外,要做准妈妈的女性应尽量少喝含有色素的饮料,如咖啡、可可、茶叶、巧克力和可乐型饮料等。因为大量饮用后,均会导致恶心、呕吐、头痛、心跳加快等症状出现,无益于女性健康。

不良的饮食习惯对生育宝宝存在致命的影响,想做准妈妈准爸爸者对此必须加以重视。良好的生活习惯,可以让准妈妈保持良好而充沛的体力和精力,使人的精神饱满,身体健康。特别是在准备受孕期间,养成好的饮食习惯与每个人的身体状况有着直接关系。只有给自己创造良好的身体条件,孕育出来的宝宝才能身体好、精神好,而母体的良好饮食习惯也会在无形中影响着孩子养成良好的性情。所以,养成良好的饮食习惯无论是对于准妈妈还是对于孕育中的宝宝都是相当重要的。

12. 上班族孕前营养应注意什么

上班族的准妈妈们由于工作的忙碌,饮食也相应地受到了影响,正常的营养吸收也变得没有规律可言,不注意调节自己的饮食对自己和孕育的宝宝有着极大的危害。所以,想要有一个健康的宝宝,准妈妈们必须要有科学的饮食。

(1)健脑饮食:上班就意味着竞争,有竞争就必然存在着压力。上班族女性在工作中由于精神压力较大,易感疲劳,可能会出现神经衰弱综合征。因此,要注意健脑饮食,尤其应多食鱼、奶、蛋等食物。因为这些食物中所含的维生素和氨基酸等能够保证脑力劳动者精力充沛,提高思维能力。其次,宜多食些富含维生素C的食物;再次,适当补充含磷脂的食物,一般认为每天补充10克以上的磷脂,可使大脑活动功能增强,提高工作效率。

(2)平衡合理营养:在上班时就做好平衡营养的准备,对每一个上班族准妈妈来说都是非常重要的。每日饮1袋牛奶,内含250毫克钙,可有效地补充膳食中钙摄入量偏低现象;每日摄入碳水化合物250～350克,即相当于250～350克主食;每日进食3～4份高蛋白食物(每份指:瘦肉50克,或鸡蛋2个,或家禽肉100克,或鱼虾100克),以鱼类、豆类蛋白较好;每日吃500克新鲜蔬菜及水果,这是保证健康、预防癌症的有效措施。蔬菜应多选食黄色的,如胡萝卜、红薯、南瓜、西红柿等,因其内含丰富的胡萝卜素,具有提高免疫力作用;多饮绿茶,因绿茶有明显的抗肿瘤、抗感染作用。饮食原则应有粗有细(粗细粮搭配)、不甜不咸。

只要调整自己的饮食,选择食物、合理搭配,就可以让营养正常被身体吸收,没有必要服用营养补剂。尽量少服药物,因为任何药物都有可能对卵子产生影响,造成胎儿畸形。尽量通过合理饮食来改变自己的营养,这样才能孕育出最健康的宝宝。

13. 为何说孕前的营养莫忘新鲜空气和阳光

怀孕前的营养状况,与新生儿的健康有着非常密切关系。孕前营养状况良好,新生儿的体重偏高,健康活泼,也很少生病,对孩子的智力也会产生良好的影响。所以,想当妈妈的女性为了未来的宝宝能够健康成长,往往对蛋白质、脂肪、维生素等基本物质比较重视,而容易忽视另一种营养素,那就是新鲜的空气和阳光。因为新鲜空气和阳光对于宝宝的健康成长,同样是很重要的。

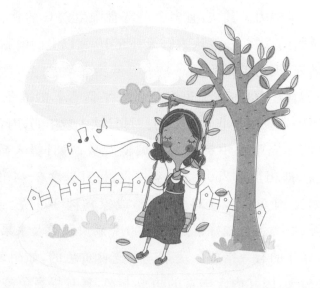

清爽的空气对生活在大城市的人们来说确实是一种奢侈品。随

着人们生活水平的日益提高,机动车辆的增多,空气污染已经成为一种社会的公害,而这种公害靠我们自己是无法解决的。有些孕前的妇女因为怕感冒,室内长时间不开窗,影响了新鲜空气的流通,长此以往,会对孕妇的健康带来很大影响。注意室内空气的清新,有利于促进机体新陈代谢,对宝宝的健康成长也是必不可少的。

阳光中的紫外线具有杀菌消毒的作用,更重要的是阳光对人体皮肤的照射,能够促进人体合成维生素 D,进而促进钙质的吸收和防止胎儿患先天性的佝偻病。因此,准妈妈们多晒晒太阳,让太阳里的紫外线穿透皮肤表面作用于皮下的胆固醇,使它发生一系列变化后,成为具有抗佝偻病和帮助钙质吸收的维生素 D。所以,在怀孕期间要多进行一些室外活动,有意识地呼吸一些新鲜空气,这样既可以提高孕妇的抗病能力,又有益于胎儿的发育。

14. 为什么说怀孕前补充营养越早越好

提起优生,一般人往往认为孕期营养重要,而对怀孕前的营养却注意不够。其实,孕前的营养对于优生也很重要。

怀孕前孕妇的营养状况与新生儿的健康状况有着极其密切的关系。因为新生命在形成的最初一刹那,就需要诞生在"全面营养基"之上。所谓"母壮儿肥"(也应该包括父亲),正是从这个"基石"的意义上来说的。孕期是宝宝一生中生长、发育最快的时期,当然需要很多的营养物质,而这些养分都来自妈妈。妈妈为了确保孩子的健康成长,必须确保子宫、胎盘、羊水及乳腺等方面的需要。因此,从准备怀孕的那一刻开始,就需要补充额外的营养,及早做好饮食调理。如果孕妇本身营养摄入不足,宝宝就不能从妈妈的日常饮食中摄取到足够的营养。如果等到想要宝宝的时候再对自己进行大补特补,或怀孕后再注意,那就是"亡羊补牢"了。

要想让身体能够充分吸收营养,最好在怀孕之前就进行营养补充,而且是越早越好。

15. 为什么要在孕前 3 个月开始服用叶酸增补剂

叶酸是人体必需维生素,是蛋白质、DNA、血红蛋白等重要生命物质合成的必需因子。叶酸是胚胎神经系统发育的重要营养素,孕后 2～4 周是宝宝神经管闭合的关键时期,没有叶酸的参与,闭合就不能完成,将会影响胚胎神经管发育导致无脑儿、脊柱裂、脑膨出等神经管畸形儿出生。

研究发现:要改善孕妇体内的叶酸缺乏状态,至少需要 4 周左右的时间。因此,准妈妈从孕前 3 个月就开始补充叶酸,可以使宝宝患神经管畸形的几率降低 72%。不过,如果是计划怀孕时或已经怀孕才知道要补充叶酸,也不要太担心。建议从现在开始服用叶酸补充剂。

如何补充叶酸呢? 补叶酸,食补不如药补,即服用叶酸补充剂,效果要比食补好。由于传统烹饪习惯容易使食物中的天然叶酸含量丧失,食补的方式被大打折扣。且有研究显示,人体对叶酸补充剂的吸收要比对某些食物中包含的天然叶酸的吸收好很多。此外,要确保饮食包含富含叶酸的食物,如柑橘类水果和果汁、深绿叶菜,豆类、全麦食品、强化面包、早餐麦片等。

16. 为什么准爸爸也要服用叶酸

通常医学方面建议怀孕妇女在饮食中多补充叶酸,以防止婴儿出现先天性神经系统的缺陷,对于准备做父亲的男子来说,这也同样具有重要意义。

大多数男性的饮食都是不规律的,吸烟、酗酒、熬夜等现象在男性中是最常见的。不正常的饮食,会让体内叶酸水平过低,从而导致精液浓度降低,精子活力减弱。

叶酸是提高精子质量的重要物质。当叶酸在男性体内呈现不足时,精液的浓度及精子活动能力下降,会使得受孕机会减少。此外,叶酸在人体内能与其他物质合成叶酸盐,如果男性体内缺乏叶酸盐,还会加大婴儿出现染色体缺陷的几率,使婴儿长大后患癌症的危险性增加。可见叶酸缺乏会影响到准爸爸精子的质量,所以为要孕育健康宝宝,提倡准爸爸一起提前补充叶酸。推荐每日膳食标准必须保证成年男性每天摄入 0.4 毫克的叶酸。

17. 孕前夫妻双方应注意哪些营养素的补充

小宝宝是在妈妈身体里孕育的,妈妈吃好,才会有健康聪明的宝宝。所以,准妈妈们的饮食一直以来受到人们最大程度的关注。除了叶酸,准妈妈体内蓄积适量的复合营养元素如维生素 B_1、维生素 B_2、维生素 B_6、维生素 B_{12}、维生素 C 以及钙、铁、锌等,对于新生命的健康发育、智力成长也有非常重要的作用。

如果准妈妈们缺乏维生素 B_1,可能导致未来宝宝出现先天性脚气病;缺乏维生素 B_2,则有可能导致准妈妈在妊娠期发生贫血,引起胎儿早产、胎死腹中;孕期缺铁性贫血,不但会导致孕妇出现心慌气短、头晕、乏力,还可导致胎儿宫内缺氧,生长发育迟缓,出生后智力发育障碍。孕妇体内锌含量不足,由胎盘供给胎儿的锌量会减少,分娩后乳汁中锌的含量也会降低,这不但影响母体的正常生理状况,同时也会影响胎、婴儿的正常生长发育,对小儿的大脑发育也会有不利影响。

补充叶酸及复合营养并不是女人的"专利",父亲体内营养状态对孩子将来的健康也至关重要。丈夫的饮食习惯和生活方式对生育一个健康宝宝也起着至关重要的作用。男性往往有吸烟、喝酒的坏习惯,这不仅对身体有害,还容易造成很多营养素的流失。即使没有这类坏习惯,男性朋友在饮食方面偏食荤腥,蔬菜、水果吃得较少,很容易造成许多维生素和矿物质的缺乏,对身体产生不良的影响,进而影响包括生殖功能在内的许多机体功能,不可避免地影响到下一代。适当补充β-胡萝卜素、锌、维生素 B$_6$ 等营养元素更有助于提高精子的质量。如补充β-胡萝卜素后,在体内会转变为维生素 A,维生素 A 是制造性激素的必要原料之一,它还参与了精子的形成。另外,适当补充锌元素,可提高男性精子数量,避免畸形率增加及不育发生。

男性营养状况的好坏直接关系着家庭生育能力和质量。宝宝聪不聪明,健不健康,丈夫的饮食起重要作用。

18. 提升男性生育能力的四大关键元素是什么

提升男性生育能力的四大关键元素是高维生素、优质蛋白、必需的微量元素、矿物质以及充足的热能。

(1)叶酸和维生素:平时我们总是建议准妈妈要补充叶酸,以避免因叶酸缺乏而造成染色体断裂出现的畸形儿。现在新的研究证明,叶酸对于准爸爸的人来说也具有同样重要的意义。当叶酸在男性体内呈现不足时,男性精液的浓度会降低,减弱精子的活动能力,使得受孕困难。

另外,叶酸在人体内还能与其他物质合成叶酸盐,它对于孕育优质宝宝也起着关键作用。如果男性体内的叶酸盐不足或缺乏,就可能增加染色体缺陷的几率,增大孩子长大后患严重疾病的危险性。

除补充叶酸外,建议年轻的丈夫们多食用一些含有高维生素的食物,对提高精子的质量有很大的帮助。妻子可以根据不同的季节为丈夫挑选一些时令蔬果。例如,春天可以多吃一些新鲜的蔬菜、野菜,而秋天正是水果丰盛的季节,可以多多享用。要补充叶酸,多让丈夫吃下面的食物:动物肝、红苋菜、菠菜、生菜、芦笋、龙须菜、豆类、苹果、柑橘、橙汁。

(2)优质蛋白质:蛋白质是细胞的重要组成部分,也是生成精子的重要原料,充足的优质蛋白质可以提高精子的数量和质量。优质蛋白质包括三文鱼、牡蛎、深海鱼虾等。这些海产品不仅污染程度低,还含有促进大脑发育和增进体质的 DHA、EHA 等营养元素。除此之外,优质蛋白质还有各种瘦肉、动物肝脏、奶类、蛋类中也是优质的蛋白质食品。这些可以帮助增加精子的营养,提升精子成活率。蛋白质食品当中还含有一些人体所必需的脂肪酸,它们无法通过人体自身合成,只能从食物中获得。

蛋白质不能超量摄入,妻子要根据丈夫的实际情况适量进食原则,均衡营养,维持良好的营养状态。

(3)矿物质和微量营养素:除了优质蛋白质以外,人体内的矿物质和微量元素对男性的生育力也有重要影响。例如,锌、锰、硒等元素参与了男性睾酮的合成和运载的活动,同时帮助提升精子活动的能力以及受精等生殖生理活动。体内缺锌可以导致男性性腺功能低下,睾丸变小、质软、精子生成减少或停止;如果缺锰则会造成男性精子成熟障碍,导致精子减少;缺硒会减少精子活动所需的热能来源,使精子的活动力下降。

矿物质和微量元素无须单独补充,在一些高维生素食物中就包含了它们。除了平时多吃蔬果,日常饮食中也要多食用一些海洋性植物,如海藻类或是菌类植物。

(4)热能:热能虽然不是营养元素,但它的作用是保证其他营养素在体内发生作用;另外,精子以及其他生殖、生理活动也依靠充足热能。热能的主要来源是饮食当中的各种主食,包括米饭、五谷杂粮、干鲜豆类等。当体内热能不足时,一些营养元素,像蛋白质和糖类会转化成热能以供身体所需。因此,如果热能不足就会影响身体对这类营养素的吸收,出现营养匮乏。

19. 孕前要改变丈夫的哪些不良饮食习惯

饮食不科学,孕育宝宝危害多。想要一个聪明健康的宝宝,年轻的丈夫们,首先从自身做起,改变自己不良的饮食习惯。

常见的不良饮食习惯有:

(1)偏食不喜蔬果:很多男性朋友对蔬果不屑一顾,认为那是女孩子减肥的食物。实际上,蔬果当中的营养物质是男性生殖、生理活动所必需的。男性如果长期缺乏蔬果当中的各类维生素,就可能有碍于性腺正常的发育和精子的生成,从而使精子减少或影响精子的正常活动能力,严重的有可能导致不孕。

如果男性体内维生素 A 严重不足容易使精子受损,精子的活动能力也随之减弱,即使受孕,也容易发生胎儿畸形或死胎;而 B 族维生素(包括泛酸)与男性睾丸的健康有着直接而密切的关系,一旦缺乏,则会降低男性的生殖能力。研究人员发现,将维生素 B_{12} 注入男性体内后,活跃的精子数量由原来的 100 万迅速增至 1.4 亿,精子的活动能力也比先前有了很大的提高。

在孕前要注意合理均衡地摄取营养,并要有充足的热能供应,如蛋白质、矿物质、维生素、微量元素等。除了多吃一些鸡、鱼、瘦肉、蛋类、豆制品等富含蛋白质的食品外，还应该多吃一些绿叶蔬菜、水果和粗粮，以保证精子发育所必需的营养，使遗传潜力得到最大的发挥，同时为胎儿生长发育准备好充足而均衡的营养。

（2）烟酒无节制：尽管烟酒的危害早已为人们所熟悉，可是处在事业期的年轻丈夫们，总是有着"人在江湖身不由己"的无奈。无奈归无奈，如果想要一个健康聪明的宝宝，还是戒烟酒为好。

烟草中有20多种有害成分可以致使染色体和基因发生变化。这些有害诱变物质会通过吸烟者的血液直接进入生殖系统。每天吸烟30支以上的男性，其畸形精子的比例超过20％，精子的存活率只有49％。吸烟的时间与精子畸形率呈正比增长。不仅如此，大量吸烟还会导致男子性欲下降甚至出现阳痿，促使体内维生素C大量流失。

酒精以及其毒性分解物质极易引起本身染色体畸变，使孩子畸形。这里的酒并非只指"杯中之物"，但凡含有酒精的饮料或是一些碳酸饮料，如米酒、甜酒、可乐等对年轻男性的生育健康都有害无利。

在计划生育宝贝时，一定要在受孕的3～6个月前停止吸烟；同时，应多吃绿叶蔬菜和水果，这些食物中的维生素C含量很高。

（3）偏好高蛋白肉类食物：大多数的年轻男士都比较偏爱肉食，"大碗喝酒，大块吃肉"的确是男性豪爽的一种表现。虽说精子的生成需要优质蛋白质，但如果高蛋白物质一旦摄入过高，维生素摄入不足就容易造成酸性体质，就难以受孕。孕前的饮食要多吃肉食，不过蔬菜、水果和粗粮也不可忽视，因为多食碱性食物，可摄取到高蛋白、微量元素、维生素和矿物质。这些是提高生育能力的重要营养素。

20. 孕前宜多吃的食物有哪些

(1)时令水果:多吃新鲜的水果,对保证身体的营养全面有着重要的作用,而且对宝宝大脑的发育有很大的好处。所以,在孕前,夫妻应该根据自己的生活条件,多吃些新鲜的时令水果,以保证胎儿在生长发育过程所需的营养,如维生素等。

(2)五谷杂粮:五谷杂粮是日常饮食生活中重要组成部分,这类食物能够提供给人们蛋白质、脂肪、钙、胡萝卜素、维生素 B_1 及维生素 B_2 等,尤其是一些粮食是健脑、补脑的有益主食,如小米,玉米等。因此,为了宝宝的健康,准父母应该多吃这类食物。

(3)海产品:海产品可为人体提供易被吸收利用的钙、碘、磷、铁等矿物质和微量元素,对于大脑的生长、发育健康,防治神经衰弱,有着极高的效用。所以,这类食物,准父母也应该多吃。

(4)其他食物:在孕前应多吃的食物,还有芝麻、核桃、黑木耳等。芝麻中含有丰富的钙、磷、铁,同时含有 19.7% 的优质蛋白质和近 10 种重要的氨基酸。这些氨基酸均为构成脑神经细胞的主要成分,必须随时进行补充。核桃的营养丰富,特别是对大脑神经细胞有益,其他如磷、铁和维生素 A、维生素 B_1、维生素 B_2 等营养成分含量也比较高。

21. 准备怀孕阶段维生素补充是否越多越好

营养素对母子的健康非常重要。但也并不是什么营养元素都应该给准爸爸、准妈妈补充。大剂量的维生素和矿物质有可能会危害到母子健康。

脂溶性维生素,如维生素 A、维生素 D、维生素 E 以及维生素 K,都会在体内储存,如果服用过多,会产生毒性。过量的维生素 A 会导致新生儿出生缺陷和头痛、腹泻,以及肝脏和骨骼损伤。而水溶性维生素,如 B 族维生素和维生素 C,虽然不会在体内贮存,但如果大剂量服用的话,也会产生一些不良反应。所以,最好严格遵循每一种维生素和矿物质的每日推荐量。如果有条件的话,可以咨询一下医院的营养门诊或注册营养师,制订一份个人营养指南。

22. 孕前为什么要补充碘

碘堪称智力营养素,是人体中一种必需的微量元素,是人体合成甲状腺素不可缺少的原料。而甲状腺激素可促进蛋白质的合成并促进胎儿生长发育,在人体的生长发育以及生命活动的全过程中都是至关重要的。一旦缺乏碘,孩子一生的健康都有很大的危害。

碘缺乏的最大危害是影响胎儿、新生儿和婴幼儿大脑的发育。孕妇缺碘除可造成胎儿脑发育障碍外,胎儿出生后还可表现为明显的智力低下和精神运动障碍,如聋哑、偏瘫和身材矮小等典型表现的克汀病。重者,可造成畸形、早产、流产、死产及新生儿死亡。人类大脑发育的 90% 是在胎儿、新生儿和婴幼儿期完成的。这个时期碘和甲状腺素对脑细胞的发育和增生起着决定性的作用,是一生中补碘的最有效时期。缺碘使一部分人智力发育难以达到最佳水平,甚至可造成轻至中度的智力低下。补碘后出生的儿童,智商明显高于未补碘的儿童,适量补碘可明显改善儿童的智力发育。

可见补碘不是什么时候都可能提高智力水平的,只有在胎儿和婴幼儿期补充足够的碘,才能使他们的智力发育得以正常进行,如果错过这个时期补碘,再想提高他们的智商可能性很小。碘直接与宝宝的智力挂钩,因此,在孕前应注意补碘,以满足体内碘的需求,从而促使未来宝宝的大脑得到充分发育,使孩子的智能和体能发育不输在竞争的起跑线上。生活中坚持吃碘盐,在烹饪时,切记菜熟后加盐,不要用油爆盐炒菜,也不要加盐后久煮,以免在烹调过程中无谓地损失碘。碘盐贮存时也要注意密封好,不要长期暴露于空气中以防碘的丢失。此外,可吃海带、紫菜、海鱼、虾、干贝等含碘丰富的海产品。

23. 哪五种饮食习惯会导致不孕

(1)吃过多熟食:很多熟食味道鲜美、香辣诱人,主要就是因为在制作过程中添加了很多添加剂,如固化剂、防腐剂、染色剂等含铝添加剂。对生育期的年轻男性来说,体内铝超标,会导致成熟精子的数量和质量都下降。对孕期女性来说,铝元素超标则会导致胎儿发育异常。

(2)酗酒、吸烟:酒精能杀死男性精子,可使怀孕后26％的孕妇发生妊娠高血压,导致孩子先天发育不良。烟中含有铅和铝元素,都会使精子形态异常,损害性腺和精子。长期吸烟还会破坏身体激素分泌,扰乱月经周期,影响正常排卵。

(3)长期吃素:很多女性为了追求身材苗条,选择全素饮食,这样很容易导致营养不良,可能会影响女性排卵规律,也会影响精子质量。

(4)不吃早餐:睡懒觉是很多人的爱好,有些人睡过了头就直接将早餐和午餐合在一起吃。但这种做法容易导致胆结石和高血糖,都会对怀孕有影响。

(5)常吃凉食:冰淇淋、雪糕、冰镇饮料是很多年轻人的最爱,经常吃这些食品容易使胃着凉,造成盆腔血瘀,进而影响到月经周期。

24. 为什么长期吃素食会影响女性生育能力

有研究者发现,在吃素食的女性中,有78％的人出现了停止排卵的生理现象,而且月经周期比正常时间短。在正常饮食的女性中,67％的女性排卵正常,月经周期也没有明显变化。

吃素食的女性之所以出现排卵停止的情况,与她们进食蛋白质过少,从而导致激素分泌失常、月经周期紊乱有关。素食会导致生殖功能异常,甚至严重影响生殖能力。

如果女性不想让生育能力受到影响,那么在进行素食减肥前一定要三思而行,尤其是年龄超过30岁的女性,生育能力本身已经下降,所以更要谨慎行事。

25. 年轻的育龄女性为什么容易出现营养问题

我国20～35岁年轻育龄女性是一个很庞大的人群,每年都会生出1 400万个宝宝。如果她们的营养状况存在问题,不仅会影响自身健康、日常生活和工作,还会直接影响胎儿的孕育,这与下一代的健康密切相关。然而,许多育龄女性的营养状况却不那么乐观,其原因有以下几个方面:

(1)对自身体形的认识有一定偏差:大多年轻女性认为自己的体形偏胖。这一认识偏差成为她们瘦身倾向的重要决定因素,同时也是导致一些盲目追求苗条、采取节食等瘦身行为的主要原因。

(2)营养知识非常欠缺并存在很多误区:有50％的人认为讲营养就是"多吃好东西""多吃肉或蛋";正确选择富含铁食物的人只有

0.6%；选择富含维生素 B₂ 食物的只有 1.9%；知道哪些食物含钙高的只有 35% 左右；40% 以上的女性进食早餐的次数太少。

(3)普遍缺乏孕前营养的知识：89% 左右的女性不知道怀孕前体重过低可能影响孕育胎儿和新生儿的健康；80% 的女性不知道应该从何时开始补充叶酸才能有效地预防新生儿神经管畸形。

(4)注重外表而忽视健康：年轻女性如果对自己的外表和体形过多地关注，往往使她们忽视了对自身及下一代健康的影响。

(5)缺乏规律性的运动：缺乏运动，势必导致久坐少运动的时间增加，很容易引起体内热能吸收与支出的不平衡，导致超重及肥胖。

26. 育龄女性营养不良的害处有哪些

(1)胃下垂：当人体过分消瘦时，腹壁松弛、腹肌薄弱，导致悬吊、固定胃位置的肌肉和韧带松弛无力，腹压下降，于是整个胃的生理位置就降低、胃蠕动减弱，从而引发胃下垂。

(2)胆结石：胆汁是由肝脏分泌的，其中含有胆固醇、胆盐、钙和卵磷脂等，它们之间保持着一定的比例。过于消瘦的人一般热能摄入不足，所以沉淀在身体组织中的脂肪就加速消耗，胆固醇也随之移动，导致其在胆汁中的含量增加，并变得黏稠，析出结晶并沉淀下来形成结石。

(3)子宫脱垂：没有足够的脂肪保护，子宫容易从正常位置沿阴道下降，子宫颈下垂，甚至脱出于阴道口外，就形成子宫脱垂，严重的还可能导致宫颈口感染，甚至宫颈炎。

(4)不孕：医学专家指出，女性的体脂百分比至少要达到 17%，才能维持正常的月经周期和性欲水平，这也是够健康怀孕、分娩及哺乳的最低脂肪标准。因为，脂肪组织能将肾上腺皮质所提供的原材料加工转变为雌激素,是体内除卵巢以外制造雌激素的重要场所。体内脂肪过少,雌激素的合成及其在血液内的浓度水平就会受到影响,导致雌激素水平处于不足状态,而这一水平正是影响女性生育能力的关键标准之一。营养不良会影响女性的排卵规律,也会影响男子的精子质量,长期不均衡的饮食会使夫妻受孕力降低。

(5)贫血:过于消瘦者普遍存在营养摄入不均衡的问题,铁、叶酸、维生素 B_{12} 等造血物质本身就摄入不足;由于吃得少,基础代谢率也比常人要低,因此肠胃运动较慢、胃酸分泌较少,影响营养物质吸收。这些都是造成贫血的主要原因。另外,营养不良则身体免疫力降低,还容易出现继发性贫血。

(6)记忆衰退:消瘦的人体内脂肪摄入量和存储量不足,机体营养匮乏,从而使脑细胞受损严重,将直接影响记忆力,于是变得越来越健忘了。

27. 如何纠正年轻育龄女性的营养问题

(1)纠正年轻育龄女性的错误认识:纠正以下错误认识,如认为越瘦越美,即使体重正常也设法减肥;或为了胎儿而大吃特吃,造成营养过剩;不吃早餐或午餐,或只吃某些被宣传为具有特殊功效的食品;经常挑食、偏食。

(2)平衡膳食合理营养:饮食上保持食物多样化,以谷物为主;多吃蔬菜、水果和薯类;常吃酸奶、豆类或豆制品;经常吃适量的鱼、禽、蛋、瘦肉,少吃肥肉和荤油,以保证体内营养充足及均衡。

(3)坚持规律的运动:最好每天坚持步行 60 分钟或跑步 30 分钟,如果工作忙可尝试改变生活习惯,如以爬楼梯代替乘坐电梯;以步行代替乘车,也可自己骑车,保持适宜的体重。

28. 孕前用药的指导原则是什么

孕前安全用药有八大原则。

(1)任何药物的应用均在医生、药师的指导下服用。

(2)能少用的药物绝不多用,可用可不用的,则不要用。

(3)必须用药时,则尽可能选用对胎儿无损害或影响小的药物;如因治疗需要而必须较长期应用某种可致畸的药物,则应终止妊娠。

(4)切忌自己滥用药物或听信"偏方、秘方",以防发生意外。

(5)避免应用广告药品或不了解的新药。

(6)服用药物时,注意包装上的"孕妇慎用、忌用、禁用"字样。

(7)根据治疗效果,尽量缩短用药疗程,及时减量或停药。

(8)孕妇误服致畸或可能致畸的药物后,应找医生根据自己的妊娠时间、用药量及用药时间长短,结合自己的年龄及胎次等问题综合考虑是否要终止妊娠。

29. 为何孕前2～3个月丈夫不能随意用药

不仅准妈妈用药要小心,丈夫随意用药同样也会影响宝宝!

在正常情况下,睾丸组织与流经睾丸的血液之间有一个防护层,医学上称为血睾屏障(血生精小管屏障)。这一屏障可阻止血液中某些物质进入睾丸。但是很多药物却能通过血睾屏障,影响精卵健康结合。常见的一些免疫调节药,如环磷酰胺、氮芥、顺铂等药物,其毒性作用强,可直接扰乱精子 DNA 的合成,包括使遗传物质成分改变,染色体异常和精子畸形。例如,男性不育症、妇女习惯性流产(早期胚胎丢失)等,其中部分原因就是男性精子受损的结果。

这些药物还可随睾丸产生的精液通过性生活排入阴道,经阴道黏膜吸收后进入血液循环,使低体重儿和畸形胎的发生率增高,增加围生期胎儿的死亡率。

因此,在怀孕前的 2~3 个月和怀孕期,丈夫用药一定要小心,如果可能的话,最好停用一切药物。

30. 孕前如何调理体质

受孕以前父母的健康是决定宝宝强弱和幸福的重要因素。古人有言:肚子里 1 天胜过肚外 1 个月。而且父母同样重要,因为生孩子不单是妈妈的事。

"孕前调理应从何时开始?"一般自觉健康状况良好者,可在预定怀孕前 3~4 个月开始调理;若自觉健康状况不理想者,则应有 6 个月至 1 年的调理期较为理想。

(1)摄取营养丰富的饮食:所谓良好饮食是指不吃刺激性食物(包括茶、咖啡、酒);食物种类要多、要杂、要粗、要原味、要多变化,奇怪或少见的及大量加工的食物不可吃;更不可暴饮暴食。

(2)生活尽量规律化:起床、睡觉、运动、上班、工作,最好做规则而有内容的安排。这样的生活容易使心情平静,会增加受孕几率,会养出脾气好、风度好的孩子。

(3)保证充足的睡眠:休息是为了走更长远的路,充足的睡眠使人身心健康。然而睡眠的需求多寡因人而异,以醒后不觉得累为充足。

(4)保持愉快的心情:妒妇不孕,抑郁不孕,只有保持快乐的心情,才能增加受孕的几率。

(5)多吃鱼虾、山药:多吃鱼虾、山药可增加受孕几率,有补肾、调先天精气之作用。

31. 准备怀孕前的饮食原则是什么

孕前的营养供给方案应参照平衡膳食的原则,结合受孕的生理特点进行准备怀孕前的饮食原则安排。

第一,要保证热能的充足供给。最好在每天供给正常成人需要2 200千卡的基础上,再加400千卡,以供给性生活的消耗,同时为受孕蓄积一部分热能,这样才能使"精强卵壮",为受孕和优生创造必要条件。

第二,要保证充足优质蛋白质的供给。男女双方应每天在饮食中摄取优质蛋白质40～60克,以保证精、卵的正常发育。

第三,保证脂肪的供给。脂肪是机体热能的主要来源,其所含必需脂肪酸是构成机体细胞组织不可缺少的物质,增加优质脂肪的摄入对怀孕有益。

第四,要供给充足的矿物质和微量元素,钙质、铁、锌、铜等有益于构成骨骼,制造血液,提高智力,维持体内代谢的平衡。

第五,要供给适量的维生素。维生素能够有助于精子、卵子及受精卵的发育与成长,但是过量的维生素,如脂溶性维生素也会对身体有害。因此,建议男女双方多从食物中摄取,慎重补充维生素制剂。具体地说,建议夫妻双方每天摄入畜禽肉150～200克,鸡蛋1～2个,豆制品50～150克,蔬菜500克,水果100～150克,主食400～600克,植物油40～50克,硬果类食物20～50克,牛奶500毫升。

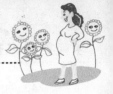

32. 孕前营养补益原则有哪些

如果不是严重贫血、缺钙等，即使孕前无须服用营养补剂，也应尽量从日常饮食中摄取。孕前宜食各种自然、健康、含化学添加剂少的食物，荤素搭配、粗细搭配；不吃刺激性食物；不挑食和偏食，食物种类要多、要杂、要粗、要原味、要多变化；奇怪或少见的及加工过度精细的食物最好不吃；要合理分配三餐，不可暴饮暴食。

33. 孕前生活注意事项有哪些

(1)对聚会说"不"：一旦开始尝试怀宝宝，参加聚会的时代就过去了。因为精子和卵子都会受烟草、酒精和毒品的影响。而这3种东西能减少精子数量和降低精子活力。在开始尝试怀孕前，还应完全戒掉大麻和可卡因等娱乐性毒品，减少饮酒并戒烟。如果准爸爸在妻子怀孕前1个月每天喝相当于2杯的酒精饮料，宝宝的出生体重就要比其他正常的宝宝平均低184克。而宝宝出生体重低将可能会影响他一生的健康和行为。

(2)不泡热水澡：高温会杀死精子，而精子需要3个月的时间才能更新。所以，如果1月份泡了很长时间的热水澡，可能要到4月份，才会产生一批全新的精子。精子最喜欢34.5℃～36℃的温度，这比正常体温要低一些。因此，为保护精子，在尝试怀孕之前的3个月内不要泡热水澡和蒸桑拿。

(3)少骑自行车：近期研究表明，长时间骑自行车的人(每天在车座上待2个小时以上、每周骑6天车、不包括偶尔骑车的人)精液量和精子数量会减少，精子活力会降低。因为阴囊夹在腿和自行车座之间,四周会变热并出汗,这会导致精子数量减少。要控制在车上的时间,穿宽松的短裤,并尽可能选择最软的车座。

(4)让自己放松:花点时间放松一下,去游泳、打球或散步。虽然研究还没有断定这些运动会提升受孕几率,但它们一定会让尝试怀孕的过程变得更加愉快。

34. 孕前饮食容易发生的误区有哪些

辛辣食物会刺激人的食欲,让人胃口大开。但如果过量食用,会引起胃部不适、消化不良、便秘、痔疮等不适,从而使身体状况大打折扣。同时,随着怀孕后胎儿的增大,消化功能和排便本来就会受影响,如果仍然保持进食辛辣食物的习惯,不仅会影响到营养的供给,也会加重便秘、痔疮等症状。因此,在计划怀孕前3～6个月,应尽量少吃辛辣食物。

过量食用高糖食物,若经常食用高糖食物,常常会引起糖代谢紊乱,甚至成为潜在的糖尿病患者。如果这种习惯维持到怀孕之后,那就更危险了,极易出现孕期糖尿病。这不仅会危害孕妇本人的健康,还可造成胎儿在母体内发育或代谢障碍,出现胎儿高胰岛素血症及巨大儿。

避免食物污染,食物从其原料生产直至食用前的全过程中,会经历很多必需的环节,可能会不同程度地受到污染,给人的身体带来危害。应尽量选用新鲜天然食品,避免食用含添加剂、色素、防腐剂的食品;蔬菜应充分清洗干净,水果最好去皮后再食用,以避免农药污染;尽量使用铁锅或不锈钢炊具,避免使用铝制品及彩色搪瓷制品,以防止铝元素、铅元素损害健康。

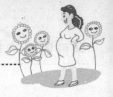

35. 孕前男性应做哪些营养准备

大多数人都认为,孕育宝宝是女性的事,所以孕前只要女性补充营养就可以,而且在现实生活中很多人都是这样做的。然而,孕育宝宝是两个人的事,女性要做好营养的准备,准爸爸们也不可忽视细节问题,只有准爸爸准妈妈们一起准备,才能孕育出健康的宝宝。

(1)食用含有镁的食物:镁有其特殊作用,不仅可以增强精子的活力,对人的心脏活动也有调节作用,更重要的是对男性有补气壮阳的功效,从而增加受孕成功的几率,提高男士的生育能力。含镁较多的食物有大豆、烤马铃薯、核桃仁、燕麦粥、通心粉、叶菜和海产品。

(2)多食富含维生素 C 的食物:孕前多食含有维生素 C 的食物,对于延缓衰老,提高免疫力,预防癌症等有着特殊的作用,还能有助于伤口的愈合,防止哮喘和男性不育。维生素 C 含量最高的食物有花椰菜、青辣椒、橙子、葡萄汁、西红柿、苹果、黑醋栗、柠檬、红草莓等。

(3)多食用含维生素 E 的食物:维生素 E 在孕前也同样不可忽视,它是孕育宝宝的根本,不仅可以提高男子精子的质量,而且可以降低胆固醇,清除身体内的垃圾,预防白内障。

(4)食用含锌的食物:锌是男性不可不补的矿物质,它不仅可以保证男人的性能力,治疗阳痿,还可以提高人体的抗病能力。瘦肉中含有较多的锌元素,120 克瘦肉中含锌 735 微克。另外,海产品、大豆中的含锌量也很高。

36. 准爸爸孕前饮食五原则是什么

一直以来，人们对胎儿生长发育关注最多的就是女性饮食，却很少有人关注孩子的父亲是否应该注意饮食的营养。其实，生育孩子是两个人的事，双方都应该注意。在美国加利福尼亚大学人类营养中心的一项最新研究成果中表明：男性饮食与自身的生殖健康有着密切的联系。作为繁衍后代的另一半，父亲的饮食对孩子将来的健康也是至关重要的。

（1）要保证充足的优质蛋白质：蛋白质是细胞的重要组成部分，也是生成精子的重要原材料，合理补充富含优质蛋白质的食物，有益于协调男性内分泌功能以及提高精子的数量和质量。

富含优质蛋白质的食物：深海鱼虾、牡蛎、大豆、瘦肉、鸡蛋等。海产品不仅污染程度低，还含有丰富的促进大脑发育和增进体质的多种营养素，对准爸爸十分有益。但不能超量摄入。蛋白质物质摄入过量容易破坏体内营养的摄入均衡，造成维生素等多种物质的摄入不足，并造成酸性体质，对受孕十分不利。

（2）合理补充矿物质和微量元素：人体内的矿物质和微量元素对男性生育力具有同样重要的影响。最常见的就是锌、硒等元素，它们参与男性睾酮的合成和运载，同时帮助提高精子活动的能力以及受精等生殖生理活动。锌在体内可以调整免疫系统的功能，改善精子的活动能力。人体内锌缺乏，会引起精子数量减少，畸形精子数量增加，性功能和生殖功能减退，甚至不育；缺硒会减少精子活动所需的能量来源，使精子的活动力下降。含锌较高的食物有：贝壳类海产品、动物内脏、谷类胚芽、芝麻、虾等；含硒较高的食物有：海带、墨鱼、虾、紫菜等。

（3）不可小看水果蔬菜：男士往往对水果蔬菜不屑一顾，认为那是女孩子的减肥食物。其实水果蔬菜中含有的大量维生素是男性生殖、生理活动所必需的。一些含有高维生素的食物，对提高精子的质量有很大的帮助。如维生素 A 和维生素 E 都有延缓衰老、减慢性功能衰退的作用，还对精子的生成、提高精子的活性具有良好效果。缺乏这些维生素，常可造成精子生成障碍。男性如果长期缺乏蔬果当中的各类维生素，就可能有碍于性腺正常的发育和精子的生成，从而使精子减少或影响精子的正常活动能力，甚至导致不孕。

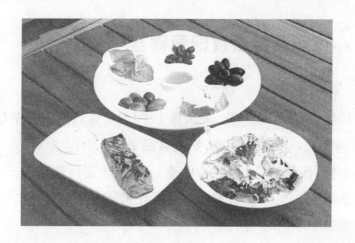

（4）供给适量脂肪：性激素主要是由脂肪中的胆固醇转化而来。胆固醇是合成性激素的重要原料。脂肪中还含有精子生成所需的必需脂肪酸，如果缺乏，不仅影响精子的生成，而且还可能引起性欲下降。肉类、鱼类、禽蛋中含有较多的胆固醇，适量摄入有利于性激素的合成。尽量少吃猪肉，可多选择鱼类、禽类食物，尤其是多吃深海鱼，深海鱼中含有的必需脂肪酸，参与激素的产生和平衡，有益男性生殖健康。

（5）严格戒烟禁酒：吸烟者中正常精子数减少 10%，且精子畸形率有所增加,吸烟时间越长。畸形精子越多,精子活力越低。同时,吸烟还可以引起动脉硬化等疾病,90％以上的吸烟者,阴茎血液循环不良,阴茎勃起速度减慢。而过量或长期饮酒,可加速体内睾酮的分解,导致男性血液中睾酮水平降低,出现性欲减退、精子畸形和阳痿等。因此,为下一代的健康出生,应尽量做到戒烟禁酒。

总之,男性在计划做父亲时,应该和妻子一起,全方位地从自己的饮食习惯和补充营养方面着手改善,为生育一个健康聪明的孩子做好充分营养准备。

37. 孕前健康食谱有哪些

方一

● 早餐:牛奶 250 毫升;玉米棒 1 个(100 克);面包夹草莓酱奶制食品(面包 2 片,草莓酱 25 克,奶制食品 2 片)。

● 午餐:西芹百合(西芹 100 克,百合 50 克);草菇蒸子鸡(草菇 100 克,子鸡 150 克);西红柿蛋汤(西红柿 100 克,鸡蛋 1 个);米饭 100 克;苹果 1 个(100 克)。

● 晚餐:木耳炒鱼片(黑木耳 50 克,青鱼中段 100 克);炒肉片(茭白 50 克,猪瘦肉 50 克,胡萝卜 25 克,青椒 50 克,香菇 25 克);凉拌黄瓜 75 克;米饭 100 克。

方二

● 早餐:酸奶 1 瓶(200 毫升);蛋饼(鸡蛋 1 个,面粉 100 克);苹果 1 个(100 克)。

● 午餐:肉丝菜面汤(面条 100 克,鸡毛菜 100 克,猪肉丝 50 克);香蕉 100 克。

● 晚餐:米饭 100 克;红烧牛肉(牛肉 100 克,胡萝卜 100 克);马

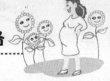

兰香干(马兰头 100 克,香干 50 克,米苋菜 100 克)。

方三

● 早餐:牛奶冲燕麦片(牛奶 250 毫升,燕麦片 50 克);肉包子 1 个(50 克);葡萄 100 克。

● 午餐:米饭 100 克;黑椒牛柳(牛肉 150 克,青椒 100 克);橄榄菜 100 克;油豆腐蔍粉汤(油豆腐 25 克,粉丝 50 克)。

● 晚餐:米饭 100 克;盐水虾 100 克;白菜肉丝(白菜 150 克,肉丝 50 克);橘子 100 克。

方四

● 早餐:豆浆 200 毫升;早餐面包 50 克;奶制食品 2 片(20 克);香蕉 1 根。

● 午餐:米饭 100 克;草莓 100 克;刀豆炒土豆(刀豆 150 克,土豆 100 克);花菜炒肉片(花椰菜 75 克,猪肉 50 克,黑木耳 25 克)。

● 晚餐:米饭 100 克;虾仁豆腐(虾 100 克,豆腐 150 克);香菇菜心(青菜 150 克,香菇 50 克);粟米羹(鲜粟米粒 50 克,鸡蛋 1 个,肉末 15 克,淀粉 10 克)。

38. 孕前滋补食谱有哪些

做好怀孕前的身体准备和营养补充,对每一位准备怀孕的女性来说都非常重要。孕前营养状况好的孕妇所生的宝宝不仅体重符合标准,健康情况好,而且抵抗力强,患病率较低;而孕前营养状况差的妈妈所生的宝宝的身体状况则远比不上前者。

方一:虾仁豆腐羹

材料:虾仁 50 克,豆腐 250 克,水发香菇丁 20 克,青豆 20 克。

调料:水淀粉适量,鸡汤 400 毫升,鸡精、盐、香油、葱花各少许。

做法:①将虾仁抓洗干净,控干水分;豆腐切成小方块丁。②沸水中加少许盐,将虾仁、青豆和豆腐丁分别焯烫,捞出控干。③将鸡汤烧沸,放入豆腐丁、虾仁、香菇丁和青豆,烧沸后加盐和鸡精调味,再用水淀粉勾芡,淋入香油,撒上葱花即可。

推荐理由:这道虾仁豆腐羹含有丰富的蛋白质、脂肪、碳水化合物、纤维素、维生素 A、胡萝卜素、钙、磷和锌等。孕前准妈妈常食不但有益健康,还能补充受孕前所需的各种营养成分。

烹饪提示:豆腐的选择随个人口味,一般选用南豆腐,也可尝试用各种内酯豆腐(如鸡蛋豆腐等)。

方二:红烧带鱼

材料:带鱼 400 克。

调料:大茴香 1 粒,葱 3 段,料酒、酱油、醋、盐、糖、姜片、蒜瓣各适量。

做法:①将带鱼去头、尾、鳞、鳃、鳍和内脏,洗净、控干水分后切段。②锅中油烧至七成热,将带鱼煎至金黄色捞出,倒出多余的油。③锅中留少许油,放入大茴香、葱段、姜片和蒜瓣炸香,淋入少许醋,将带鱼段放入锅中,加入酱油、糖、料酒、盐和适量水(水面与带鱼面平),用大火烧沸,再改用小火烧至汤汁浓稠即可出锅。

推荐理由:带鱼富含优质蛋白质与不饱和脂肪酸。孕前多吃带鱼有滋补强壮、和中开胃及养肝补血的功效。

方三:牛肉萝卜汤

材料:牛肉 150 克、白萝卜 200 克、香菜末 10 克。

调料:姜末、小苏打、淀粉各少许,香油、盐、鸡精各适量。

做法:①将牛肉洗净,切成薄片,放入碗中,加小苏打、少许盐、姜末和淀粉拌均匀,使之入味;白萝卜洗净,切成薄片。②用大火将水烧沸,放入白萝卜片煮沸,煮至白萝卜透明后下牛肉片搅散再开锅即关火,加盐、香油和鸡精调味,撒入香菜末即可。

推荐理由:白萝卜含有粗纤维,具有促进消化、增强食欲、加快胃肠蠕动和止咳化痰的作用。牛肉含有丰富蛋白质、矿物质和B族维生素(包括烟酸、维生素 B_1 和核黄素)。牛肉蛋白质所含的人体必需氨基酸很多,所以它的营养价值很高。牛肉还是人体每天所需铁质的最佳来源。孕前适当多吃牛肉有健脾益肾、补气养血和强筋健骨等功效。

方四:烧鹅肉

材料:带骨鹅肉 300 克、笋片 100 克。

调料:酱油、料酒、盐、葱段、姜丝各适量。

做法:①将带骨鹅肉洗净、切块。②锅中热油爆香姜丝和葱段,然后将鹅肉放入锅中,翻炒至鹅肉变色。③放入料酒和酱油,用大火烧沸 3 分钟,再用文火慢烧。④鹅肉熟时加入笋片和盐,翻炒均匀,继续用文火烧至笋片熟软即可。

推荐理由:鹅肉含有丰富的蛋白质、维生素、矿物质和氨基酸。鹅肉中脂肪含量较低,且多为有益健康的不饱和脂肪酸。孕前准妈妈吃鹅肉具有补阴益气、暖胃开津的功效。

烹饪提示:如果改用快炒的方法,则应选用去骨鹅肉,切片,用淀粉、蛋清、料酒和盐拌匀,热油炒熟后放入笋片炒软即可。

方五:小葱炒猪血

材料:猪血 350 克、小葱段 100 克。

调料:姜丝、料酒、盐各适量。

做法:①将猪血洗净,切成 2 厘米见方的方块,放入沸水锅中汆烫一下,捞出控水。②锅中油烧至七成热,放入姜丝、猪血和料酒翻炒,然后放入小葱段翻炒至稍稍变软,出锅前依个人口味放入适量的盐调味即可。

推荐理由：小葱有抗菌作用，能健脾开胃，增进食欲；猪血含铁非常丰富，铁是造血所需的重要材料，机体内缺乏铁元素将会发生缺铁性贫血，而猪血具有养血、补血的功效。猪血对贫血的准妈妈是很好的补益菜肴。

附　录

(一)2008 年中国居民膳食指南

《中国居民膳食指南 2008》一般人群膳食指南(适用于 6 岁以上人群)

1. 食物多样,谷类为主,粗细搭配

人类的食物是多种多样的。各种食物所含的营养成分不完全相同,每种食物都至少可提供一种营养物质。平衡膳食必须由多种食物组成,才能满足人体各种营养需求,达到合理营养、促进健康的目的。

谷类食物是中国传统膳食的主体,是人体能量的主要来源。谷类包括米、面、杂粮,主要提供碳水化合物、蛋白质、膳食纤维及 B 族维生素。坚持谷类为主是为了保持我国膳食的良好传统,避免高能量、高脂肪和低碳水化合物膳食的弊端。人们应保持每天适量的谷类食物摄入,一般成年人每天摄入 250～400 克为宜。另外,要注意粗细搭配,经常吃一些粗粮、杂粮和全谷类食物。稻米、小麦不要研磨得太精,以免所含维生素、矿物质和膳食纤维流失。

2. 多吃蔬菜水果和薯类

新鲜蔬菜水果是人类平衡膳食的重要组成部分,也是我国传统膳食重要特点之一。蔬菜水果能量低,是维生素、矿物质、膳食纤维和植物化学物质的重要来源。薯类含有丰富的淀粉、膳食纤维以及多种维生素和矿物质。富含蔬菜、水果和薯类的膳食对保持身体健康,保持肠道正常功能,提高免疫力,降低患肥胖、糖尿病、高血压等慢性疾病风险具有重要作用。推荐我国成年人每天吃蔬菜300～500克,水果200～400克,并注意增加薯类的摄入。

3. 每天吃奶类、大豆或其制品

奶类营养成分齐全,组成比例适宜,容易消化吸收。奶类除含丰富的优质蛋白质和维生素外,含钙量较高,且利用率也很高,是膳食钙质的极好来源。各年龄人群适当多饮奶有利于骨健康,建议每人每天平均饮奶300毫升。饮奶量多或有高血脂和超重肥胖倾向者应选择低脂、脱脂奶。

大豆含丰富的优质蛋白质、必需脂肪酸、多种维生素和膳食纤维,且含有磷脂、低聚糖,以及异黄酮、植物固醇等多种植物化学物质。应适当多吃大豆及其制品,建议每人每天摄入30～50克大豆或相当量的豆制品。

4. 常吃适量的鱼、禽、蛋和瘦肉

鱼、禽、蛋和瘦肉均属于动物性食品,是人类优质蛋白、脂类、脂溶性维生素、B族维生素和矿物质的良好来源,是平衡膳食的重要组成部分。畜瘦肉铁含量高且利用率好。鱼类脂肪含量一般较低,且含有较多的多不饱和脂肪酸;禽类脂肪含量也较低,且不饱和脂肪酸

含量较高;蛋类富含优质蛋白质,各种营养成分比较齐全,是很经济的优质蛋白质来源。

目前我国部分城市居民食用动物性食物较多,尤其是食入的猪肉过多。应适当多吃鱼、禽肉,减少猪肉摄入。相当一部分城市和多数农村居民平均吃动物性食品的量还不够,还应适当增加。动物性食品一般都含有一定量的饱和脂肪和胆固醇,摄入过多可能增加患心血管病的危险性。

5. 减少烹调油用量,吃清淡少盐膳食

脂肪是人体能量的重要来源之一,并可提供必需脂肪酸,有利于脂溶性维生素的消化吸收。但是脂肪摄入过多是引起肥胖、高血脂、动脉粥样硬化等多种慢性疾病的危险因素之一。膳食中盐的摄入量过高与高血压的患病率密切相关。食用油和食盐摄入过多是我国城乡居民共同存在的营养问题。为此,建议我国居民应养成吃清淡少盐膳食的习惯,即膳食不要太油腻,不要太咸,不要摄食过多的动物性食品和油炸、烟熏、腌制食品。

6. 食不过量,天天运动,保持健康体重

进食量和运动是保持健康体重的两个主要因素。食物提供人体能量,如果进食量过大而运动量不足,多余的能量就会在体内以脂肪的形式积存下来,增加体重,造成超重或肥胖;相反,可由于能量不足引起体重过低或消瘦。正常生理状态下,食欲可以有效控制进食量,不过有些人食欲调节不敏感,满足食欲的进食量常常超过实际需要。食不过量对他们意味着少吃几口,不要每顿饭都吃到十成饱。由于生活方式的改变,人们的身体活动减少,体力活动不足或缺乏体育锻炼,所以应改变久坐少动的不良生活方式,养成天天运动的习惯,坚

持每天多做一些消耗能量的活动。

7. 三餐分配要合理，零食要适当

合理安排一日三餐的时间及食量，进餐定时定量。早餐提供的能量应占全天总能量的 25％～30％，午餐应占 30％～40％，晚餐应占 30％～40％。可根据职业、劳动强度和生活习惯进行适当调整。一般情况下，早餐安排在 6:30～8:30，午餐在 11:30～13:30，晚餐在 18:00～20:00 为宜。要天天吃早餐，并保证其营养充足，午餐要吃好，晚餐要适量。不暴饮暴食，不经常在外就餐，尽可能与家人共同进餐，并营造轻松愉快的就餐氛围。零食作为一日三餐之外的营养补充，可以合理选用，但来自零食的能量应计入全天能量摄入之中。

8. 每天足量饮水，合理选择饮料

水是膳食的重要组成部分，是一切生命必需的物质，在生命活动中发挥着重要功能。体内水的来源有饮水、食物中含的水和体内代谢产生的水。水的排出主要通过肾脏，以尿液的形式排出，其次是经肺呼出、经皮肤和随粪便排出。进入体内的水和排出来的水基本相等，处于动态平衡。饮水不足或过多都会对人体健康带来危害。饮水应少量多次，要主动，不要感到口渴时再喝水。饮水最好选择白开水。

饮料多种多样，需要合理选择，如乳饮料和纯果汁饮料含有一定量的营养素和有益膳食成分，适量饮用可以作为膳食的补充。有些饮料添加了一定的矿物质和维生素，适合热天户外活动和运动后饮用。有些饮料只含糖和香精香料，营养价值不高。有些人尤其是儿童、青少年，每天喝大量含糖的饮料代替喝水，是一种不健康的习惯，应当改正。

9. 饮酒应限量

在节假日、喜庆和交际的场合，人们饮酒是一种习俗。高度酒含能量高，白酒基本上是纯能量食物，不含其他营养素。无节制的饮酒，会使食欲下降，食物摄入量减少，以致发生多种营养素缺乏、急慢性酒精中毒、酒精性脂肪肝，严重时还会造成酒精性肝硬化。过量饮酒还会增加患高血压、中风等疾病的危险；并可导致事故及暴力的增加，对个人健康和社会安定都是有害的，应该严禁酗酒。另外，饮酒还会增加患某些癌症的危险。饮酒尽可能饮用低度酒，并控制在适当的限量以下，建议成年男性一天饮用酒的酒精量不超过 25 克，成年女性一天饮用酒的酒精量不超过 15 克。孕妇和儿童青少年应忌酒。

10. 吃新鲜卫生的食物

食物放置时间过长就会引起变质，可能产生对人体有毒有害的物质。另外，食物中还可能含有或混入各种有害因素，如致病微生物、寄生虫和有毒化学物等。吃新鲜卫生的食物是防止食源性疾病、实现食品安全的根本措施。正确采购食物是保证食物新鲜卫生的第一关。烟熏食品及有些加色食品可能含有苯并芘或亚硝酸盐等有害成分，不宜多吃。食物合理储藏可以保持新鲜，避免受到污染。高温加热能杀灭食物中大部分微生物，延长保存时间；冷藏温度常为 4℃～8℃，只适于短期储藏；而冻藏温度低达 −12℃～−23℃，可保持食物新鲜，适于长期储藏。烹调加工过程是保证食物卫生安全的一个重要环节。需要注意保持良好的个人卫生以及食物加工环境和用具的洁净，避免食物烹调时的交叉污染。食物腌渍要注意加足食盐，避免高温环境。有一些动物性或植物性食物含有天然毒素，为了避免误食中毒，一方面需要学会鉴别这些食物，另一方面应了解对不

同食物去除毒素的具体方法。

（二）孕前期妇女膳食指南

在一般人群膳食指南十条基础上，孕前期妇女膳食指南增加以下四条内容。

1. 多摄入富含叶酸的食物或补充叶酸

妊娠最初4周是胎儿神经管分化和形成的重要时期，此期叶酸缺乏可增加胎儿发生神经管畸形及早产的危险。育龄妇女应从计划妊娠开始尽可能早地多摄取富含叶酸的动物肝脏、深绿色蔬菜及豆类。由于叶酸补充剂比食物中的叶酸能更好地被机体吸收利用，建议最迟应从孕前3个月开始每日补充叶酸400微克，并持续至整个孕期。叶酸除有助于预防胎儿神经管畸形外，也有利于降低妊娠高脂血症发生的危险。

说明：

（1）孕期缺乏叶酸会引起胎儿神经管畸形：叶酸在体内参与氨基酸和核苷酸的代谢，是细胞增殖、组织生长和机体发育不可缺少的营养素。叶酸缺乏除可导致胎儿神经管畸形外，还可导致眼、口唇、腭、胃肠道、心血管、肾、骨骼等器官的畸形发生。我国神经管畸形发病率平均为2.74‰，每年有8万～10万神经管畸形儿出生，其中北方高于南方（北方约为7‰，南方约为1.5‰），农村高于城市。据调查，在胎儿神经管畸形低发区的育龄妇女中，仍有相当一部分人体内缺乏叶酸。因此，神经管畸形低发区的妇女如果计划怀孕也应增补叶酸。

（2）育龄妇女需要在孕前开始补充叶酸：妊娠的最初4周是胎儿神经管分化和形成的重要时期，这一时期叶酸缺乏可增加胎儿发生神经管畸形及早产的危险性。由于怀孕的确定时间是在妊娠发生的 5 周以后或更晚,受孕者并不会意识到已经怀孕。有研究显示,妇女在服用叶酸 4 周以后,体内叶酸缺乏的状态才能得到明显改善。因此,育龄妇女至少应在孕前 3 个月开始,适当多摄入富含叶酸的动物肝脏,深绿色蔬菜及豆类食物。由于叶酸补充剂比食物中的叶酸能更好地被机体吸收利用,专家建议,至少在孕前 3 个月开始每日服用 400 微克叶酸,使其体内的叶酸维持在适宜水平,以确保胚胎早期有一个较好的叶酸营养状态,预防胎儿神经管及其他器官畸形的发生。

2. 常吃含铁丰富的食物

孕前缺铁易导致早产、孕期母体体重增长不足以及新生儿低出生体重,故孕前女性应储备足够的铁为孕期利用。建议孕前期妇女适当多摄入含铁丰富的食物,如动物血,肝脏,瘦肉等动物性食品,以及黑木耳、大枣等植物性食物。缺铁或贫血的育龄妇女可适量摄入铁强化食物或在医生指导下补充小剂量的铁剂(10～20 毫克/日);同时,注意多摄入富含维生素 C 的蔬菜,水果,或在补充铁剂的同时补充维生素 C,以促进铁的吸收和利用。待缺铁或贫血得到纠正后,再计划怀孕。

说明:

(1)贫血妇女怀孕不利于母婴健康:育龄期妇女由于生育和月经等因素导致的失血,体内铁贮存往往不足,易发生铁缺乏或缺铁性贫血。2002 年中国居民营养与健康状况调查结果显示,我国育龄妇女贫血发生率为 26.2%。妊娠时血红蛋白增加 20%,此时还需为胎儿储备铁以备出生后 1～4 月龄婴儿利用,铁需要相应增加。围生期缺铁或贫血将影响妊娠结局和母子双方的健康。如孕妇贫血导致胎儿肝脏贮存的铁量不足,除影响婴儿早期血红蛋白合成而导致贫血外,缺铁也影响含铁(血红素)酶的合成,并因此影响脑内多巴胺 D_2 受体的产生,对胎儿及新生儿智力发育产生不可逆性影响。故围生期女性应为妊娠储备足够的铁。

(2)怎样预防育龄妇女贫血:孕前期妇女应多进食富含铁的食物以增加体内铁的储备。必要者可适量摄入铁强化食物或口服小剂量(10~20 毫克/日)铁剂(如硫酸亚铁,乳酸亚铁,富马酸亚铁,右旋糖酐铁等)。为增加铁的吸收和体内利用,建议多摄入富含维生素 C 的食物,或补充适量的维生素 C。

3. 保证摄入加碘食盐,适当增加海产品的摄入

妇女围生期和孕早期碘缺乏均可增加新生儿将来发生克汀病的危险性。由于孕前和孕早期对碘的需要相对较多,除摄入碘盐外,还建议至少每周摄入 1 次富含碘的海产食品,如海带,紫菜,鱼,虾,贝类等。

说明:

(1)围孕期缺碘可导致后代智力和体格发育障碍:碘是人体必需的微量元素之一。甲状腺利用碘和酪氨酸合成甲状腺激素,以调节机体的新陈代谢。碘缺乏引起甲状腺素合成减少以及甲状腺功能减退,并因此影响母体和胎儿的新陈代谢,尤其是蛋白质合成。有研究显示,当围生期和孕期碘摄入量低于 25 微克/日时,新生儿可出现以智力低下、聋哑、性发育滞后、运动技能障碍、语言能力下降以及其他生长发育障碍为特征的克汀病等。为预防碘缺乏引起的出生缺陷,《中国居民膳食营养素参考摄入量》推荐围孕期碘摄入量为 150 微克/日,孕早期为 200 微克/日。

(2)怎样预防碘缺乏:我国面临缺碘危险的人群主要分布在偏僻农村,山区及远离沿海的内陆地区,其中孕妇、乳母、婴幼儿、儿童是

缺碘的高危人群。碘的主要来源是海产品,如海带、紫菜、鱼、虾、贝类等。如干海带含碘量高达 240 毫克/千克。从 20 世纪 60 年代开始,我国的食盐强化碘及其推广,对防治我国地方性碘缺乏病,减少克汀病的发生起到了良好的作用。为预防育龄妇女缺碘,除食用加碘食盐外,最好每周进食 1～2 次海产品。

4. 戒烟、禁酒

夫妻一方或双方经常吸烟或饮酒,不仅影响精子或卵子的发育,造成精子或卵子的畸形,而且影响受精卵在子宫顺利着床和胚胎发育,导致流产。酒精可以通过胎盘进入胎儿血液,造成胎儿宫内发育不良、中枢神经系统发育异常、智力低下等。因此,夫妻双方在计划怀孕前的 3～6 个月就应停止吸烟,饮酒;计划怀孕的妇女要远离吸烟的环境,减少被动吸烟的伤害。

说明:

(1)烟可影响精子活力:如果怀孕前夫妻双方或一方经常吸烟,烟草中的有害成分通过血液循环进入生殖系统,会直接或间接地发生毒性作用。丈夫吸烟,不仅影响自身健康,还严重地影响精子的活力,致畸形精子增多。研究表明,男性每天吸烟 30 支以上者,畸形精子的比例超过 20％,且吸烟时间越长,畸形精子越多。停止吸烟 6 个月后,精子方可恢复正常。每日吸烟 10 支以上者,其子女先天性畸形率增加 2.1％。所以,准备怀孕的夫妻双方,在计划怀孕前的 3 个月甚至 6 个月应戒烟。此外,计划怀孕的妇女要远离吸烟的环境,减少被动吸烟的伤害。

(2)酒可影响精子或卵子的发育:为什么孕前 3～6 个月需要禁酒?酒精可导致内分泌紊乱,夫妻双方或一方经常饮酒,酗酒,将影响精子或卵子的发育,造成精子或卵子的畸形,受孕时形成异常受精卵,影响受精卵的顺利着床和胚胎发育,甚至导致流产。如男性长期或大量饮酒,可造成机体慢性或急性酒精中毒,使精子数量减少,活力降低,畸形精子、死精子的比例升高,从而影响受孕和胚胎发育。受酒精损害的生殖细胞所形成的胎儿往往发育不正常,如肢体短小,体重轻,面貌丑,发育差,反应迟钝,智力低下。因此,准备怀孕的夫妻双方,在计划怀孕前的 3 个月甚至 6 个月应开始禁酒。

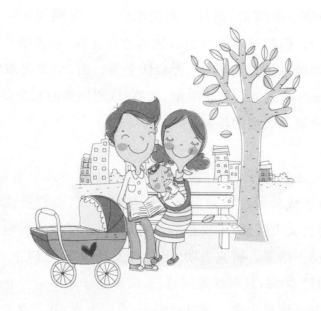